CONTRIBUTION

A

L'ÉTUDE DE LA PNEUMONIE TYPHOIDE

PAR

Le Docteur Charles MULETTE

De la Faculté de Paris,
Ancien externe en médecine et en chirurgie des Hôpitaux de Paris,
Médaille de Bronze de l'Assistance publique.

PARIS

G. STEINHEIL, ÉDITEUR

2, RUE CASIMIR-DELAVIGNE, 2

1886

CONTRIBUTION

A

L'ÉTUDE DE LA PNEUMONIE TYPHOIDE

CONTRIBUTION

A

L'ÉTUDE DE LA PNEUMONIE TYPHOIDE

PAR

Le Docteur Charles MULETTE

De la Faculté de Paris,
Ancien externe en médecine et en chirurgie des Hôpitaux de Paris,
Médaille de Bronze de l'Assistance publique.

PARIS

G. STEINHEIL, ÉDITEUR

2, RUE CASIMIR-DELAVIGNE, 2

1886

CONTRIBUTION

A

L'ÉTUDE DE LA PNEUMONIE TYPHOIDE

INTRODUCTION — DÉFINITION — SYNONYMIE

La pneumonie typhoïde est une affection tantôt sporadique et tantôt épidémique qui s'annonce, le plus souvent, par des symptômes généraux, rappelant ceux du début de la dothiénentérie. Les signes d'une pneumonie lobaire apparaissent plus ou moins tardivement. L'état général s'aggrave, l'ataxie et l'adynamie s'établissent, la température plane fort élevée, les urines deviennent albumineuses, la rate, et dans quelques cas, le foie se tuméfient.

L'évolution de ces accidents est rapide, et la terminaison par la mort fréquente.

Pour distinguer de la pneumonie franche cette forme toute spéciale de pneumonie, on a, tour à tour, employé les désignations de pestilentielle (Gall), maligne (Stahl, Bonnemaison, Butry), asthénique (Leichtenstern), putride (Sandras, Elsner), pythogénique

(Grimshaaw et Moore), nerveuse (Kreysig), infectieuse (Banti, G. Sée), miasmatique (Rodmann), ataxique, adynamique, ataxo-adynamique, érésypélateuse.

A tous ces qualificatifs, nous avons préféré (1) celui de typhoïde, employé, depuis Cappel et Hofmann, par Grisolle, Bernheim, Lorain, Hayem et Gilbert, etc.

La réunion des deux mots « pneumonie » et « typhoïde » est, en effet, singulièrement expressive, et convient parfaitement à la désignation d'une maladie dont la symptomatologie parait constituée par les signes locaux d'une pneumonie lobaire et par les symptômes généraux d'une fièvre typhoïde.

Plusieurs auteurs, parmi lesquels on peut citer Eisenmann, Gibbes, Dietl, Kremer, Gerhardt et Lépine, ont employé les dénominations de pneumo-typhus, pneumo-typhoïdes, pneumonies typhoïdes pour désigner les fièvres typhoïdes à déterminations pulmonaires initiales, et d'autres observateurs ont employé la même dénomination de pneumonies typhoïdes pour désigner les pneumonies franches qui, en raison de conditions individuelles (sénilité, cachexie, alcoolisme, etc.), s'accompagnent d'accidents ataxo-adynamiques.

La désignation de pneumonie typhoïde prête donc malheureusement à confusion.

Nous la conserverons néanmoins, convaincu qu'elle doit rester exclusivement appliquée aux faits que nous étudions.

D'accord avec M. de Marignac, nous pensons que les fièvres typhoïdes à détermination pulmonaire initiale ne méritent point la désignation de pneumonies typhoïdes. Comme lui, nous aimerions mieux dire simplement : pneumonies du début de la fièvre

(1) Celui de « infectieuse », que les auteurs actuels affectionnent spécialement, a perdu toute valeur dans l'espèce, depuis que les recherches de Friedlander, Talamon, Afanasiew, etc., ont établi la nature infectieuse de la pneumonie franche.

typhoïde, ou encore avec M. Lannois : fièvre typhoïde pneumonique.

Quant aux pneumonies franches qui, en raison de conditions individuelles, déterminent des accidents comateux ou convulsifs, elles méritent les désignations de pneumonies franches ataxiques ou adynamiques, mais nullement celles de pneumonies typhoïdes.

Ayant eu l'occasion d'observer à l'hôpital Tenon, dans le service de notre excellent maître, M. Hanot, un bel exemple de pneumonie typhoïde, nous avons eu l'idée de reprendre les diverses observations et relations d'épidémie qui ont été publiées sur le sujet qui nous occupe. Nous n'avons pas tardé à reconnaître qu'un grand nombre d'entre elles, considérées comme appartenant à la pneumonie typhoïde, en devaient être détachées ; nous avons été conduit même à revendiquer pour la pneumonie typhoïde certains cas qui en avaient été distraits (1).

Sur un grand nombre de points, notre description se montrera donc différente de celle de nos devanciers, nous nous séparerons particulièrement maintes fois de Stokes, Grisolle et leurs nombreux imitateurs, auxquels nous reprochons d'avoir confondu, dans une même description la pneumonie typhoïde vraie, la pneumonie franche à formes ataxique et adynamique et la fièvre typhoïde à détermination pulmonaire initiale.

Avant de terminer notre introduction, nous sommes heureux qu'un usage traditionnel nous permette d'adresser ici, en tête de ce travail inaugural, l'expression de notre reconnaissance à notre cher maître, M. le professeur Hayem, pour la sympathie qu'il nous a toujours témoignée, et nous le prions de vouloir bien agréer nos plus sincères remerciements pour l'honneur qu'il nous a fait, en acceptant la présidence de cette thèse.

(1) A la fin de notre travail, nous rapportons les observations de pneumonie typhoïde sporadique et les relations d'épidémies les mieux établies.

Nous tenons à payer un juste tribut de reconnaissance à notre excellent maître, M. le Dr Hanot, pour la bienveillance qu'il n'a cessé de nous prodiguer pendant tout le cours de nos études médicales.

Enfin, nous ne saurions, non plus, oublier l'extrême obligeance avec laquelle notre meilleur ami, M. le Dr Gilbert, interne, médaille d'or des hôpitaux, s'est mis maintes fois à notre disposition, et nous ne pourrions trop lui exprimer notre vive gratitude pour les précieux renseignements qu'il a bien voulu nous fournir dans la rédaction de ce travail.

CRITIQUE HISTORIQUE

Shenkius, Jean Côlles Vorster, Lancisi, Roulin, Haller et Lepecq de la Clôture, se font les historiens d'un certain nombre de péripneumonies qui sévissent en Europe de 1348 à 1812. Leurs relations fort incomplètes ne permettent pas de juger s'il s'agit de pneumonies primitives ou de pneumonies secondaires.

Torchet (1836) observe, à Noyers (Ardennes), une épidémie de pneumonies accompagnées de symptômes typhoïdes. L'existence de lésions intestinales concomitantes autorise à considérer ces pneumonies comme liées à la dothiénentérie.

Gibbes (1842) décrit une épidémie que l'on est embarrassé de rattacher à la pneumonie ou à la dothiénentérie.

La pneumonie ataxique de Botte (1844) n'offre qu'une ressemblance superficielle avec la pneumonie typhoïde, bien que l'auteur prétende que la « pneumonie ataxique est assurément celle que les auteurs des siècles derniers ont décrite sous le nom de pneumonie maligne, nerveuse, ataxo-adynamique. » Cinq des six malades de Botte étaient des alcooliques avérés, chez lesquels la pneumonie franche avait pris l'allure ataxique.

Grisolle, le premier (1846), a étudié en France la pneumonie typhoïde, déjà connue en Angleterre, par les travaux de Stokes (1837) et de Hudson. La description de Grisolle repose sur quinze observations dont une seule est relatée en détail (voy. obs. XVIII).

En 1854, Morère observe dans le canton de Castelnau-Magnoac (Hautes-Pyrénées), une épidémie de pneumonies accompagnées de fièvre adynamique ou typhoïde. Dans la seule commune des

Pantous, le mal fait 16 ou 18 victimes. L'unique observation rapportée par l'auteur ne permet pas de déterminer la véritable nature de l'épidémie.

Dietl (1855) tranche d'un coup la question des rapports de la pneumonie typhoïde avec la fièvre typhoïde : « Il y a des typhiques, dit-il qui, dès les premiers jours présentent une pneumonie, comme si le processus intestinal se portait en tout ou partie sur les poumons... Ce sont là les vraies pneumo-typhoïdes, et ce sont-elles qui ont été décrites anciennement sous le nom de pneumonies nerveuses et de nos jours sous celui de pneumonies typhoïdes. » Déjà en 1835 Eisenmann avait réuni en une seule famille toutes les maladies accompagnées d'état typhique, distinguant dans la maladie typhoïde, suivant la prédominance des symptômes sur tel ou tel organe : L'Iléo-typhus, le colo-typhus, l'ophthalmo-typhus, le pneumo-typhus, etc...

Masson en (1855) dans sa thèse intitulée : De la pneumonie compliquée d'état typhoïde, reproduit simplement les vues de Grisolle.

Bedford Brown (1858) décrit une épidémie survenue dans les pays chauds, dont les symptômes rappellent à la fois ceux de la fièvre typhoïde et ceux de la pneumonie. Hérard et Gauchet (1860) rapportent une importante observation de pneumonie-typhoïde. (Voyez obs. 6) que M. Lépine a cru pouvoir considérer comme un exemple de fièvre typhoïde à localisation pulmonaire initiale et exclusive.

Kremer (1863) admet l'existence d'un pneumo-typhus primitif et d'un pneumo-typhus secondaire, dans le premier il n'y avait pas de lésions intestinales (1).

A la prison d'Akershus (Christiania), en 1866 et 1867, Dahl

(1) Nous négligeons de parler de l'épidémie de pneumonies grippales qui sévit en Irlande en 1864, et dont Hjaltelin a publié la relation. Nous avons négligé de même de parler de l'épidémie de pneumonies grippales qui sévit à Paris en 1837.

observe une épidémie de pneumonies sur laquelle on n'a que des renseignements fort incomplets.

Friedreich (1874), reconnaît deux variétés de pneumonies :

La première, comprend les pneumonies franches, maladies locales ; la seconde, les pneumonies infectieuses, maladies générales. D'après lui, les pneumonies infectieuses ont une marche envahissante, serpigineuse ; la fièvre qui les accompagne est de longue durée (15 jours et plus) et se termine par lysis ; elles sont souvent doubles ; elles s'accompagnent de symptômes généraux graves qui les rapprochent des affections typhiques ; enfin elles déterminent l'hypertrophie splénique, signe presque caractéristique, d'après Friedreich, de l'infection dans les maladies aiguës. D'après Jürgensen (1874) la pneumonie franche est une maladie générale comme la pneumonie typhoïde ; ces deux maladies reconnaissent pour cause le même agent infectieux.

La petite épidémie de maison observée à East-Scheen (Angleterre, 1874) a trait à cinq cas de pneumonie ayant apparu simultanément dans une institution de jeunes gens, et ayant coïncidé avec l'ouverture d'un égout en face de l'Institution.

Les détails cliniques et anatomo-pathologiques manquent absolument.

Leichtenstern (1875) rapporte, sous la désignation de pneumonie asthénique, deux observations de pneumonie typhoïde. L'auteur reconnaît trois variétés de pneumonie asthénique :

1° La pneumonie asthénique primitive (notre pneumonie typhoïde).

2° La pneumonie secondaire : celle qui survient dans le cours de la fièvre typhoïde et de la variole par exemple.

3° La pneumonie franche des cachectiques, diabétiques, etc... Pour lui, la pneumonie franche est une maladie générale comme la pneumonie typhoïde, mais l'agent infectieux de la première, est différent de l'agent infectieux de la seconde.

Gerhard (1875) rapporte sous la désignation de pneumo-typhoïdes. Six observations de fièvres typhoïdes à détermination pulmonaires initiales, qui, toutes se sont terminées par la guérison.

M. Bonnemaison (1875) distingue deux espèces de pneumonie : l'une, la pneumonie franche, produite par le froid est une maladie locale ; l'autre, la pneumonie maligne est une maladie générale, dont la cause est un agent infectieux quelconque (fièvres puerpérales, purulentes, typhoïdes, érysipèles, grippe, etc...

Grimshan et Moore (1875), admettent également l'existence de deux espèces de pneumonie : la pneumonie franche et la pneumonie pythogénique. La pneumonie pythogénique est une maladie zymotique ainsi que le prouvent ses relations avec d'autres affections de même nature (Fièvre typhoïde, choléra, etc,)

Winter Blyth (1875) et Hardwiche (1876) signalent des faits qui paraissent établir la possibilité de la contagion de la pneumonie. Leurs notes ne sont accompagnées d'aucun détail qui permette de savoir s'il s'agit de pneumonies franches ou de pneumonies typhoïdes.

En 1876, Rodmann, sous la désignation de pneumonie pythogénique ou miasmatique, décrit une épidémie de pneumonie typhoïde qui frappe quatre-vingt-dix-huit prisonniers de la prison de Francfort (Kentucky) et cause vingt-cinq décès. (Voyez relation I.)

James (1877), observe dans cette même prison de Francfort 28 cas de pneumonie dont cinq se terminèrent par la mort. Dans sa relation, ce qui a trait aux symptômes est négligé de sorte qu'il est impossible de savoir si les faits qu'il rapporte sont de même ordre que ceux de Rodmann.

Borella (1877), reprend et développe l'hypothèse de Eisenmann Dietl et Kremer. D'après lui, le miasme typhogène peut entrer dans l'économie par la voie respiratoire et la voie digestive : s'il épuise surtout son action sur les voies digestives, il engendre la fièvre typhoïde, s'il s'abat sur la muqueuse respiratoire il détermine la pneumonie typhoïde.

M. Bernheim (1877) cite de beaux exemples de pneumonie typhoïde (voy. Observ. 4 et 5). Il croit comme Jürgensen à l'unicité de l'agent infectieux qui engendre la pneumonie franche et la pneumonie typhoïde. M. Peter (1877) s'attache à démontrer que la pneumonie typhoïde aussi bien que la pneumonie franche est une maladie locale (voy. Observ. 12).

M. Lépine (1878) sous la désignation de pneumonie typhoïde publie une observation (voy. observ. 13) que l'on peut plus justement, selon nous, rattacher au groupe des pneumonies typhoïdes qu'à celui des dothiénentéries à manifestations pulmonaires.

L'épidémie de maison, rapportée par Müller (1878) sous la désignation de pneumonie endémique atteint six personnes : toutes guérissent. La brusquerie du début de la pneumonie, sa courte durée, la constance de la guérison, doivent faire écarter l'idée d'une épidémie de pneumonie franche à forme adynamique.

Kuhn (1878-1879) dans deux mémoires, relate les nombreux cas de pneumonie observés à la pension de Moringen de 1875 à 1879. La coïncidence habituelle de lésion intestinale avec la pneumonie, permet de rattacher cette endémie à la fièvre typhoïde.

Banti (1879). Sous la désignation de pneumonie infectieuse, fait une étude détaillée de l'épidémie de pneumonie typhoïde qui règne à Florence, en 1878. L'auteur insiste longuement sur les caractères histologiques qui distinguent les pneumonies lobaires franches (voy. Relation II).

M. Floquet (1879) ajoute aux observations connues, deux observations de pneumonie typhoïde (voy. obs. 7 et 14).

La petite épidémie de maison observée par Ritter (1880) a trait à sept personnes, trois moururent, et à l'autopsie, on trouva une pneumonie sero-fibrineuse lobulaire. Ritter pense qu'il s'agit d'une forme de pneumonie typhique voisine du typhus exanthématique qu'il est disposé à nommer typho-pulmonaire.

Costello (1881) mentionne une épidémie de pleuro-pneumonie contagieuse, qui décima un régiment de l'armée de l'Inde. L'inflammation du parenchyme pulmonaire aboutissait rapidement à la suppuration et à la gangrène. Costello admet une relation entre ces pleuro-pneumonies et la pleuro-pneumonie des bêtes à corne. Quoi qu'il en soit, ces faits ne peuvent être rapprochés de ceux que nous décrivons sous la dénomination de pneumonie typhoïde.

Dans sa thèse sur la fièvre typhoïde à début pneumonique, Girard (1882) relate un cas de pneumonie typhoïde (voy. obs. 8).

Butry (1882) suit l'évolution d'une épidémie de pneumenie typhoïde sous la désignation de pneumonie maligne — dans le village de Recherbach. Sur vingt malades, neuf succombèrent.

Patchett (1882) publie une épidémie de maison. Cinq vieillards de la même famille, succombèrent successivement à une pneumonie grave, dans l'espace de quinze jours. Il s'agit là, sans doute, de pneumonies franches à forme adynamique et non de pneumonies typhoïdes.

M. G. Sée (1882) cite sous la désignation de pneumonies infectieuses quelques petites épidémies de maison, et se rallie à l'opinion de Friedreich, suivant laquelle à côté de la pneumonie franche, phlegmasie locale du poumon, il existe une pneumonie produite par un germe infectieux de nature probablement spécifique, et du moins spéciale.

MM. Demmler (1882) et Giscaro (1883) ne fournissent aucune nouvelle observation de pneumonie typhoïde.

M. Legendre (1883) recueille quatre cas de pneumonie typhoïde qu'il attribue aux émanations d'un égout.

M. Leroux (1884) rapporte une observation prise à Lariboisière en (1878). (Voy. obs. 9).

MM. Hayem et Gilbert, publient en 1884 deux observations

(voy. obs. 1 et 2) qui leur ont permis d'ajouter aux connaissances acquises un certain nombre de données cliniques et hématologiques nouvelles, et de fixer les caractères histologiques de la pneumonie typhoïde sporadique. Enfin, MM. Comby et Coulon, relatent en 1886 une observation intéressante de pneumonie typhoïde (v. obs. 19).

Ainsi qu'on peut en juger, il est nécessaire avant d'aborder l'étude de la pneumonie typhoïde, de faire un choix parmi les nombreux travaux qui ont été publiés sur la question.

Les faits incomplètement observés ou décrits étant éliminés, les observations de pneumonie franche à forme ataxique ou adynamique étant écartées, ainsi que les observations de pneumonie qui résultent de la détermination sur le poumon de maladies générales, telles que la grippe et la fièvre typhoïde, il subsiste un nombre de matériaux suffisants sur la pneumonie typhoïde proprement dite.

ÉTIOLOGIE

Nous devons étudier successivement les causes prédisposantes, et les causes déterminantes ou occasionnelles de la pneumonie typhoïde.

1° — Causes prédisposantes.

A. *Age.* — Grisolle estime que la pneumonie typhoïde se montre surtout fréquente de 18 à 30 ans, et de 55 à 70 ans. Les observations que nous avons recueillies, et celles que nous avons empruntées aux auteurs ne nous permettent pas d'accepter ces chiffres comme exacts (1).

Les 19 malades dont on trouvera l'histoire à la fin de notre travail se répartissent, quant à l'âge, de la façon suivante :

5	Etaient	âgés de	15 à 20	ans
6	—	—	20 à 25	—
3	—	—	25 à 30	—
3	—	—	30 à 40	—
1	—	—	40 à 50	—
1	—	—	50 à 60	—

Nous sommes donc fondés à dire, que la pneumonie typhoïde

(1) Si nous n'avions pris soin d'éliminer de notre cadre les pneumonies franches à forme adynamique, si fréquemment observées chez les vieillards, nous aurions sans aucun doute, obtenu des résultats comparables à ceux de Grisolle.

atteint son maximum de fréquence chez les jeunes gens âgés de 15 à 25 ans, qu'elle est plus rare de 25 à 40 ans, et qu'enfin au delà de cet âge, elle est exceptionnellement observée.

B. *Sexe.* — Sur les 15 malades de Grisolle, quatorze appartenaient au sexe masculin. Sur les 19 nôtres, il y avait quinze hommes et quatre femmes. La pneumonie typhoïde est donc plus fréquente chez l'homme que chez la femme.

C. *Conditions. Tempérament.* — Les onze douzièmes des malades de Grisolle étaient d'une constitution grêle et chétive, d'un tempérament lymphatique, un seul était doué d'une forte constitution ; et avait les attributs du tempérament sanguin.

Les auteurs négligent d'habitude de signaler l'état constitutionnel des malades qu'ils observent. Dans six cas seulement sur les dix-neuf que nous avons recueillis, il en est fait mention ; deux fois, il s'agissait de malades chétifs (obs. 2 et 13) et quatre fois de malades robustes et vigoureux (obs. 1, 6 11, et 18) ; si peu étendue qu'elle soit, cette statistique a le mérite de montrer qu'au contraire de l'opinion de Grisolle, la pneumonie typhoïde n'est point l'apanage des individus chétifs. A la façon d'un grand nombre de maladies infectieuses, elle frappe les sujets robustes aussi bien que les débilités.

Rodmann et Banti ont du reste fait cette même remarque pour la pneumonie typhoïde épidémique. L'erreur de Grisolle repose sur la confusion qu'il n'a cessé de faire entre la pneumonie typhoïde et la pneumonie franche à forme adynamique. L'on sait que lorsque la pneumonie franche atteint un vieillard cachectique, ou un adulte profondément débilité, elle s'accompagne d'un cortège de symptômes qui lui donnent une grande ressemblance avec la pneumonie typhoïde à forme adynamique. De cette quasi-identité symptomatique, Grisolle avait conclu à l'identité de nature, ne voulant pas reconnaître que dans un cas, l'état typhique n'est qu'un accident dont l'apparition est subordonnée au défaut de résistance vitale du sujet, tandis que dans l'autre, il est de l'essence même de la maladie, et indépendant des conditions individuelles.

D. *Maladies antérieures. Conditions hygiéniques.* — Un tiers des malades de Grisolle avaient été affaiblis par des privations, des chagrins, des excès, ou par des maladies antérieures, trois faisaient fréquemment des excès alcooliques.

Dans les dix-neuf faits que nous avons relevés quatre fois seulement, il est fait mention de maladies antérieures :

1° Orchite (obs. I.) ; 2° paralysie faciale (obs. 19.) ; 3° Bronchite (obs. 3) ; 4° Pneumonie (obs. 18) ; une fois il est fait mention de chagrins antérieurs (obs. 18), une fois d'habitudes alcooliques (obs. 2) ; et une fois de surmenage (obs. 19).

Sur les cinq malades chez lesquels la durée du séjour à Paris a été relevée, nous en avons trouvé deux qui l'habitaient depuis leur enfance ; des trois autres, l'un l'habitait depuis deux ans, l'autre depuis un an ; le dernier enfin, depuis deux mois.

E. *Pays.* — D'après Grisolle, la pneumonie typhoïde est fréquente à Dublin, elle y règne parfois épidémiquement. Elle est moins commune à Paris.

F. *Saison.* — La pneumonie typhoïde s'observe le plus souvent, selon Grisolle, pendant les mois de février et de mars, lorsque l'atmosphère est humide et froide. Dans nos dix-neuf observations, seize fois la date d'entrée à l'hôpital est relevée. Ces seize cas se répartissent de la façon suivante :

Janvier	1
Février	2

Mars.	1
Avril	7
Mai.	1
Juin.	1
Juillet	0
Août	0
Septembre	0
Octobre	1
Novembre	1
Décembre	1

La pneumonie typhoïde appartient donc aux saisons froides, (aucun cas en Juillet, Août, Septembre, et particulièrement au mois d'Avril.)

2° — Causes occasionnelles ou déterminantes.

A. *Pneumonie typhoïde sporadique.* — Le refroidissement n'avait agi comme cause déterminante que chez deux des malades de Grisolle. Une fois seulement cette cause est notée dans nos observations (voy. obs. 6). Dans le fait de Bœckel (voy. obs. 10). La malade déclara le jour de son entrée à l'hôpital « qu'elle ne sait à quoi attribuer tous ces symptômes, seulement elle nous dit que l'eau de la maison qu'elle habite a très mauvais goût, et que souvent il lui semble qu'elle contient des animaux en putréfaction ou de l'urine, tant son odeur est repoussante ».

En fait, la pneumonie typhoïde sporadique survient sans causes occasionnelles appréciables, spontanément.

B. *Pneumonie typhoïde épidémique.* — Si de nombreuses épidémies de pneumonies ont été relatées, il en est peu que l'on puisse rattacher sans restriction à la pneumonie typhoïde. En traçant l'historique de la question, nous avons pris soin d'insister sur ce fait, et de souligner les véritables épidémies de pneumonies typhoïdes. Ainsi que l'ont établi les nombreux travaux de Rodmann, Butry, Banti, G. Sée, etc., les épidémies de pneumonie typhoïde peuvent se limiter à une maison, à une prison, à un hôpital, ou s'étendre à tout un village, ou même à une ville entière.

Pour expliquer le développement épidémique de la pneumonie typhoïde, les auteurs ont eu recours à des hypothèses plus ou moins satisfaisantes, les uns ont invoqué la contagion (Hardwiche. W. Blyth, etc.), les autres ont invoqué les causes pouvant agir à la fois sur un grand nombre d'individus : ainsi Rodmann dans l'épidémie de prison de Francfort, incrimine l'encombrement, et les émanations impures des cellules des prisonniers, et Banti, dans l'épidémie de Florence, incrimine les cloaques publics, les eaux stagnantes des réservoirs, et le croupissement des eaux de l'Arno, de Mugnone et des fossés d'écoulement.

ANATOMIE PATHOLOGIQUE

1°. **Poumons.** — A. *Siège et étendue des lésions.* — Le plus souvent les lésions pneumoniques sont unilatérales (9 fois sur 11). Elles occupent avec une fréquence presque égale, le côté droit et le côté gauche, (cinq fois à gauche contre quatre à droite).

Parfois étendues à tout un poumon, elles peuvent n'atteindre qu'une lobe soit en totalité, soit en partie. Elles siègent du reste aussi bien à la base qu'à la partie moyenne et qu'au sommet ainsi que l'indique le tableau suivant (1).

Observation 1. — Poumon droit.
— 2. — Lobe inférieur du poumon droit.
— 3. — Lobe supérieur gauche.
— 4. — Lobe supérieur gauche, noyau au sommet du poumon droit.
— 5. — Lobe inférieur gauche.
— 6. — Lobes moyen et inférieur droit.
— 7. — Lobe inférieur gauche.

(1) Chez les neuf douzièmes des malades de Grisolle, la pneumonie occupait le poumon droit, et, chez les deux tiers d'entre eux, elle était limitée au lobe supérieur. Stokes signale, au contraire, que les pneumonies typhoïdes occupent souvent le poumon gauche, et spécialement son lobe inférieur. Nous ne faisons pas entrer les cas de Grisolle en ligne de compte, pour des raisons que nous avons déjà exposées.

Observation 8. — Lobe inférieur gauche.
— 9. — Lobe supérieur et inférieur droit.
— 10. — Poumon gauche dans toute sa hauteur.

La gravité de la pneumonie typhoïde n'est nullement proportionnelle à l'étendue des lésions, il en est de minimes qui tuent en quelques jours.

B. *Lésions macroscopiques.* — Les lésions macroscopiques ne diffèrent pas de celles qu'on observe dans la pneumonie légitime : ici, c'est l'hépatisation rouge, là l'hépatisation grise, ici, enfin, la coexistence des deux stades. Banti, cependant, a indiqué quelques ressemblances macroscopiques minimes, entre les lésions du parenchyme pulmonaire, liées à la pneumonie typhoïde, et celles qui dépendent de la pneumonie franche.

Fréquemment, la pneumonie s'accompagne de congestion pulmonaire et parfois de bronchite et d'emphysème.

C. *Lésions microscopiques.* — MM. Hayem et Gilbert, ont ainsi résumé les caractères histologiques de la pneumonie typhoïde :

« L'examen microscopique nous a montré le contenu des alvéoles essentiellement formé de leucocytes et d'éléments épithéliaux englobés, ici dans une petite quantité de fibrine fibrillaire, et là, dans une matière granuleuse peu abondante. Les cellules endothéliales qui tapissent les alvéoles à l'état normal étaient gonflées, globuleuses, volumineuses, et en grande partie desquamées. Les capillaires distendus, tortueux, gorgés d'hématies, s'étaient, dans le deuxième cas, rupturés sans doute, sur un grand nombre de points, car de distance en distance, l'on rencontrait au milieu du parenchyme pulmonaire, des îlots d'alvéoles remplis de globules sanguins. »

Dans les faits qu'a rapportés Banti, lors de l'épidémie de Florence, les lésions histologiques offraient, selon les différents stades de la maladie, les caractères suivants :

1° Le premier stade était caractérisé uniquement par une congestion hémorrhagique;

2° Le deuxième stade par l'activité proliféralrice des cellules épithéliales de l'alvéole, et de l'endothélium du tissu conjonctif interalvéolaire et interlobulaire;

3° Le troisième stade, par les métamorphoses régressives subies par l'exsudat qui s'était produit pendant le deuxième stade.

Ainsi qu'on peut en juger, la pneumonie typhoïde se différencie nettement au microscope des broncho-pneumonies par l'absence de nodules péri-bronchiques, mais elle se rapproche sensiblement de la pneumonie vulgaire.

2°. **Lésions concomitantes.** — Il existe parfois dans les plèvres un épanchement plus ou moins abondant (obs. 7). Plus souvent les deux feuillets de la plèvre sont recouverts d'un exsudat fibrineux (Voy. obs. 4).

Assez fréquemment, la cavité péri-cardiaque, renferme quelques cuillerées d'un liquide citrin (obs. 7 et 5), rarement elle en contient une notable quantité (obs. 4).

Le myocarde est presque toujours flasque, mou et jaunâtre. L'examen microscopique a fait une fois constater à MM. Hayem et Gilbert, un certain degré de myocardite qui, pendant la vie, n'avait donné lieu qu'à un léger affaiblissement dans les bruits du cœur, à la phase ultime. (Voy. obs. 2).

L'endocarde a parfois subi une vive imbibition cadavérique (obs. 1). Les cavités cardiaques sont d'ordinaire remplies de caillots tantôt fibrineux et tantôt cruoriques.

Le sang est mou, quelquefois sirupeux. Au microscope, les globules rouges apparaissent crénelés (?) les globules blancs augmentés de nombre (?) (Bernheim). La fibrine est diminuée de quantité (Ritter).

Le tube digestif, l'estomac, les plaques de Peyer, les follicules clos sont sains. Dans l'observation de Floquet (obs. 7), les ganglions mésentériques étaient tuméfiés.

Le foie est rarement normal, presque toujours il est augmenté de volume et de poids, et atteint 1,800 grammes et 2 kilogrammes (obs. 1 et 2) ; il peut être gras (obs. 4 et 5).

La rate est toujours doublée ou triplée de volume ; son poids atteint 400 à 500 gr. (obs. 1 et 2). Sa couleur est noir violet, sa consistance molle et diffluente ; elle reste exceptionnellement ferme (obs. 4).

Les reins sont simplement congestionnés dans la plupart des cas. Bernheim a noté une fois (obs. 5), la dégénérescence graisseuse de la substance corticale. Le cerveau et les méninges sont tantôt sains et tantôt congestionnés.

SYMPTOMES

Début.

La pneumonie typhoïde peut débuter brusquement à la façon d'une pneumonie franche, par un frisson violent, et un point de côté (obs. 6 et 9). Le fait est rare; presque toujours, (neuf fois sur dix) qu'elle soit sporadique, ou qu'elle soit épidémique (Banti) elle est précédée par un certain nombre de prodromes qui rappellent ceux de la dothiénentérie.

Les malades ont du malaise, de l'abattement, de la courbature, de la lassitude, accompagnés ou non de vertiges, de rêvasseries, des frissonnements, des bourdonnements d'oreille, des épistaxis, des douleurs céphaliques, thoraciques ou lombaires, l'appétit se perd, et parfois apparaissent des vomissements et de la diarrhée.

Ces prodromes durent en moyenne de trois à dix jours; rarement quinze ou vingt (voy. obs. 2, 14 et 16), exceptionnellement cinq semaines (obs. 4). Deux alternatives peuvent alors se présenter; ou bien les symptômes généraux continuent à s'aggraver, la fièvre atteint 40° à 41°, l'état typhoïde s'établit, et ce n'est qu'au bout de plusieurs jours d'état typhique confirmé, que la pneumonie fait sans fracas son apparition (voy. obs. 2, 4 et 5) ou bien, et c'est là le cas le plus fréquent, la pneumonie devance de quelques jours l'état typhoïde, et révèle son existence par un point de côté et un violent frisson.

Période d'état.

La phase d'état de pneumonie typhoïde est caractérisée par deux ordres de signes :

1° Des signes locaux de pneumonie ;

2° Des symptômes d'infection générale de l'économie.

1° *Signes locaux.* — Un point de côté et un frisson intense annoncent d'ordinaire le début de la phlegmasie pulmonaire; ces signes révélateurs ne manquent guère que dans les cas où la pneumonie n'apparait que tardivement, alors que l'état typhoïde est déjà prononcé.

Les auteurs rapportent que les signes physiques sont d'ordinaire peu nets dans la pneumonie typhoïde, qu'elle se localise souvent au sommet, qu'elle devient facilement bilatérale, qu'elle se complique presque toujours de pleurésie, etc..., mais les faits établissent clairement, qu'il serait superflu de chercher des différences entre les signes physiques que fournit la pneumonie typhoïde, et ceux que présente la pneumonie franche. Nous n'insisterons donc pas sur ce point.

Relativement aux signes fonctionnels, les dissemblances entre la pneumonie typhoïde et la pneumonie franche, sont également minimes : dans la première, le point de côté est peut-être cependant moins net que dans la seconde, l'oppression plus vive, la toux moins fréquente. A l'encontre de quelques auteurs, nous n'avons pas trouvé dans les observations que nous avons relatées, que les crachats fussent souvent hémoptoïques. Ils nous ont paru faire défaut dans un quart des cas; lorsqu'ils existaient, ils étaient identiques à ceux que l'on considère comme caractéristiques de la pneumonie franche.

2° *Symptômes généraux et concomitants.* — Ainsi que nous

l'avons indiqué, les modifications de l'état général ne sont nullement subordonnées à l'état du poumon : tantôt la pneumonie n'a pas encore fait son apparition, que déjà l'état typhoïde est établi, tantôt, et le plus fréquemment, les symptômes généraux n'atteignent leur maximum d'intensité que lorsque la pneumonie s'est manifestée depuis plusieurs jours.

D'après la prédominance des signes d'excitation ou de dépression du système nerveux, Grisolle a distingué deux formes dans la pneumonie typhoïde :

1° La pneumonie typhoïde à forme adynamique.

2° La pneumonie typhoïde à forme ataxique;

La forme adynamique est suivant les cas plus ou moins marquée. « Lorsque la maladie est bien dessinée, dit Grisolle, les traits sont immobiles, la face porte l'empreinte de la stupeur, les malades restent constamment couchés sur le dos, leur faiblesse est très grande, la contractilité musculaire est tellement altérée, qu'ils ne peuvent rester debout à moins d'être soutenus par des aides; quelques-uns même sont tellement prostrés, qu'ils ne peuvent parvenir à se mettre sur leur séant, et, si les asséyant dans leur lit, on les abandonne à eux-mêmes, ils perdent aussitôt l'équilibre, et retombent sur leur oreiller comme une masse inerte. » La pneumonie typhoïde à forme adynamique conduit en somme les malades à la stupeur et au coma final.

La forme ataxique se manifeste par du délire, tantôt paisible, et tantôt violent, par de l'agitation, du tremblement des lèvres et de la face, de la carphologie et des soubresauts des tendons, plus rarement par des convulsions généralisées ou des contractures tétaniformes.

De ces deux formes, la première est environ trois fois plus commune que la seconde. Il n'est pas rare, du reste, de voir l'ataxie et l'adynamie se succéder chez le même malade et créer ainsi une forme mixte ou ataxo-adynamique.

Quoi qu'il en soit, par leur aspect extérieur, les malades ressemblent beaucoup plus à des typhiques qu'à des pneumoniques : ils sont couchés sur le dos, inertes ou agités, incapables d'entendre et de comprendre les questions qu'on leur pose ; leur regard est voilé, les narines sont pulvérulentes, leurs lèvres fuligineuses. Seuls, parfois, l'herpès labial (obs. 8) et la rougeur des pommettes unilatérale ou bilatérale (obs. 2 et 11) viennent témoigner de la part importante que prend la phlegmasie pulmonaire au processus morbide.

Les fonctions digestives sont ordinairement atteintes dès le début de la maladie. L'appétit diminue, puis se perd complètement, la soif devient impérieuse. Les vomissements que l'on peut observer pendant la phase prodromique, disparaissent pendant la période d'état. La langue d'abord blanche au centre, et rouge sur la pointe et les bords, se dessèche bientôt, et se couvre de fuliginosités, ainsi que les dents, les gencives et les lèvres. La diarrhée apparaît d'habitude dans les premiers jours ; il y a parfois de l'incontinence des matières fécales, de l'incontinence ou de la rétention d'urine.

L'abdomen est le plus souvent ballonné. La pression de la fosse iliaque droite détermine du gargouillement, et parfois une douleur assez vive. Les taches rosées font absolument défaut (1).

La rate hypertrophiée est rarement douloureuse, (obs. 9). Le foie peut devenir sensible à la pression (obs. 6) se montrer augmenté de volume (obs. 2) et traduit son état morbide par une teinte subictérique des téguments (obs. 6).

Les urines sont constamment albumineuses.

Pendant toute la durée de la pneumonie typhoïde, le pouls est

(1) Dans une seule observation que nous rapportons (obs. 3) il est dit « sur le ventre une ou deux tâches rosées lenticulaires. »

(2) L'albumine paraît avoir été trouvée dans l'urine chaque fois qu'elle y a été cherchée.

accéléré ; il bat 100 et 120 fois par minute en moyenne; dans les derniers moments, il s'accélère encore, et bat jusqu'à 138 et 140 fois. Il est tantôt fort et dur, tantôt mou et dépressible, parfois dicrote. Il reste d'ordinaire régulier jusqu'au bout.

Les battements de cœur sont normaux : ils peuvent s'affaiblir dans les derniers instants par myocardite (obs. 2).

Les observations publiées jusqu'à ce jour, sont insuffisantes à déterminer, si dans la pneumonie typhoïde la température atteint brusquement ou graduellement son fastigium.

A la période d'état, elle se montre toujours fort élevée : elle oscille entre 40 et 41°, et dépasse souvent ce dernier chiffre ; le matin se produit à peu près constamment une rémission de 1/2 à 1°.

La dyscrasie sanguine engendrée par la pneumonie typhoïde peut se terminer par des hémorrhagies qu'on a notées, aussi bien pendant la période d'état de la maladie, que pendant sa phase prodromique : les épistaxis sont communes, (une fois sur quatre) les pétéchies exceptionnelles (obs. 6).

Il était intéressant de rechercher si dans la pneumonie typhoïde, le sang éprouve des modifications identiques à celles qu'il présente dans la pneumonie franche. Ainsi que M. Hayem l'a déterminé, dans la pneumonie franche, le processus de coagulation subit un certain nombre de modifications qui caractérisent le sang phlegmasique :

Dans une préparation de sang pur, examinée, en couche mince, les piles d'hématies ne se rangent plus en ilots entourés de tous côtés par des mers plasmatiques, mais forment des amas compactes à bords sinueux qui se touchent par leurs extrémités, et limitent des lacs ; les globules blancs épais dans ces lacs, se rencontrent en nombre insolite ; au lieu de rester presque totalement invisible au moment de la coagulation, le réseau fibrineux apparaît dans toute l'étendue des espaces plasmatiques, et forme un réticulum complet composé de fibrilles nombreuses et volumineuses.

Dans la pneumonie franche par conséquent, le sang pur examiné en couche mince présente la triple modification suivante :

1° Disposition particulière des hématies et transformation des mers plasmatiques en lacs ;

2° Augmentation du nombre des globules blancs ;

3° Apparition d'un réticulum fibrineux devenant facilement visible par suite de l'épaississement et de l'augmentation du nombre de ses fibrilles.

Or, ainsi que MM. Hayem et Gilbert l'ont indiqué, (voy. obs. I) et ainsi que nous-mêmes (voy. obs. II), l'avons vérifié depuis, dans la pneumonie typhoïde, le sang n'offre nullement les caractères phlegmasiques.

Il y a donc, entre la pneumonie franche et la pneumonie typhoïde, des dissemblances hématologiques, aisées à reconnaître qui peuvent être utilisées pour le diagnostic (1).

Marche. Formes. Durée. Terminaisons. Complications. Pronostic.

Si, d'après les conditions étiologiques, on peut distinguer deux formes de pneumonie typhoïde, la sporadique et l'épidémique; si d'après la prédominance des phénomènes d'excitation ou de dépression l'on peut reconnaître deux autres formes, l'ataxique

(1) Certains auteurs avaient déjà noté que dans la pneumonie typhoïde, le sang de la saignée « présente une couenne beaucoup moins épaisse, et moins rétractée que cela n'a lieu d'ordinaire dans la pneumonie ». (Obs. 6) M. Dérignac nous ayant fait parvenir du sang du malade qui fait l'objet de la 3ᵉ observation, nous avons pu nous assurer qu'il n'était pas couenneux.

et l'adynamique, d'après la marche de la maladie, l'on peut également distinguer dans la pneumonie typhoïde, deux formes importantes à connaître au point de vue du diagnostic :

La pneumonie typhoïde à pneumonie précoce, et la pneumonie typhoïde à pneumonie tardive (Hayem et Gilbert).

Dans la première, la phlegmasie pulmonaire éclate avant que l'état typhoïde ait fa'. son apparition ; dans la seconde, plus rare, l'état typhique devance la phlegmasie du poumon.

Lorsqu'elle se termine par la mort, la pneumonie typhoïde évolue en trois, six ou huit jours. Lorsqu'elle se termine par la guérison, elle peut tourner court dans le même espace de temps, et mérite alors la désignation de pneumonie typhoïde abortive, (voy. obs. 5 et 16), mais le plus souvent sa durée atteint quinze jours, (obs. 17) vingt jours, (obs. 13 et 14) trente jours, (obs. 18) ou même quarante cinq jours, (obs. 11).

Dans plus de la moitié des cas, la pneumonie typhoïde se termine par la mort qui survient le plus souvent au milieu des symptômes adynamiques. La pneumonie typhoïde comporte donc un pronostic autrement sérieux que la fièvre typhoïde compliquée à son début de pneumonie (Gerhardt, etc.).

La guérison peut se manifester brusquement par une chute de la température avec ou sans phénomènes critiques. (Sueurs profuses, obs. 17).

D'ordinaire, les symptômes s'amendent graduellement : les signes de pneumonie disparaissent, la température descend en escalier comme dans la fièvre typhoïde, et ce n'est qu'au bout d'un temps dont la durée, ainsi que nous l'avons dit, est variable, que la guérison, retardée parfois par la formation d'eschares, s'établit définitivement. La pneumonie typhoïde laisse après elle de l'amaigrissement, et un état de faiblesse plus ou moins marqué.

DIAGNOSTIC (1)

D'après Liebermeister, la pneumonie typhoïde « ne présente pas de difficulté de diagnostic pour un observateur exact ».

Cette opinion, qui peut être vraie pour la pneumonie typhoïde épidémique, ne l'est certainement pas pour la sporadique. Ici, en effet, la notion étiologique faisant défaut, le diagnostic repose tout entier sur l'étude des symptômes ; or ceux-ci sont de deux ordres : les uns locaux, sont ceux de la pneumonie franche ; les autres généraux sont ceux de la dothiénentérie. Si les symptômes locaux sont précoces, ainsi qu'on le voit dans l'observation 1, le diagnostic de pneumonie franche s'impose, et l'apparition ultérieure des symptômes typhiques ne suffit même pas à empêcher toute erreur, car elle conduit le plus souvent au diagnostic de fièvre typhoïde à manifestations pulmonaires initiales. Si, au contraire, les symptômes généraux ouvrent la marche, ainsi que dans l'observation 2, la confusion avec la fièvre typhoïde est inévitable, et dure jusqu'à l'autopsie, car lorsque la pneumonie apparaît, elle est logiquement rattachée à la dothiénentérie.

Il existe cependant entre la pneumonie typhoïde d'une part, la pneumonie franche, et la fièvre typhoïde de l'autre, un certain nombre de différences symptomatiques qu'il est utile de connaître et que nous allons brièvement rappeler.

(1) Nous avons emprunté les éléments de ce chapitre au mémoire de MM. Hayem et Gilbert.

1° *Diagnostic entre la pneumonie franche et la pneumonie typhoïde à pneumonie précoce* (type des observations I, II, etc.). — Dans la pneumonie typhoïde, selon les auteurs, le point de côté est diffus, léger et peut même faire complètement défaut ; les crachats sont souvent hémoptoïques, les signes physiques n'offrent souvent pas grande netteté, l'hépatisation se localise fréquemment au sommet, et devient volontiers bilatérale, elle se complique presque toujours de pleurésie ; enfin, il existe une phase prodromique d'une durée plus ou mois longue. A côté de ces signes dont la valeur diagnostique est minime, à l'exception du dernier,et dont l'inconstance est avérée, ainsi qu'on peut en juger par la lecture des observations que nous avons rassemblées, il en est un tiré de l'examen du sang qui nous paraît mériter sérieusement l'attention.

MM. Hayem et Gilbert ont, à trois reprises différentes, examiné à l'état frais et en couche mince, le sang du malade qui fait le sujet de l'observation I, et à aucun moment ils n'ont pu y constater les caractères que M. Hayem a assignés au sang phlegmasique (réticulum fibrineux à mailles nombreuses et épaisses, augmentation du nombre des globules blancs, transformation des mers plasmatiques en lacs).

Dès le premier examen pratiqué le troisième jour de l'entrée du malade à l'hôpital, ces auteurs se fondant sur l'aspect non phlegmasique du sang, ont pu, en présence même des signes apparents d'une pneumonie fibrineuse, en rejeter l'existence et lors de l'apparition des symptômes typhiques se rattacher à l'hypothèse d'une pneumonie typhoïde.

Ces mêmes caractères non phlegmasiques du sang ont été notés depuis dans l'observation II. Dans ce cas, il nous a été permis, avec notre maître M. Hanot de porter le diagnostic de pneumonie typhoïde dès le jour de l'entrée de la malade à l'hôpital.

Il serait à désirer que des recherches multipliées vinssent corroborer ou contredire ces résultats, afin que l'on fût désormais fixé sur l'importance que l'on doit accorder à l'examen du sang pour le diagnostic de la pneumonie typhoïde.

2° *Diagnostic entre la pneumonie typhoïde et la fièvre typhoïde compliquée de pneumonie.* — Les auteurs signalent dans la pneumonie typhoïde l'irrégularité de la courbe thermique, l'accélération du pouls, la rareté relative des épistaxis, de la céphalalgie, du gargouillement de la fosse iliaque, et surtout des taches rosées. M. A. Robin insiste, en outre, sur l'utilité de l'analyse des urines.

Mais ces signes n'ont rien d'absolu, et l'on doit avouer qu'il est à peu près impossible de fonder sur eux le diagnostic entre la pneumonie typhoïde sporadique à pneumonie précoce ou tardive, et la fièvre typhoïde compliquée de pneumonie à son début ou dans la période d'état.

Dans ces cas difficiles, l'examen du sang pourrait sans doute rendre encore de grands services, à supposer qu'il fournisse d'une façon constante les caractères que nous avons notés précédemment. La pneumonie typhoïde serait jugée, en effet, dans cette hypothèse, par l'absence de réticulum phlegmasique, la fièvre typhoïde compliquée de pneumonie lobaire serait déterminée par l'existence d'un réticulum fibrineux moins dense que celui de la pneumonie lobaire primitive, mais néanmoins très net.

TRAITEMENT

L'on doit bannir du traitement de la pneumonie typhoïde toute médication antiphlogistique et dépressive (saignée, tartre stibié.) (Hanot) et recourir à l'alcool et aux toniques (café, quinquina).

Les divers antiseptiques et antipyrétiques, acide phénique, phénates, sulfites, benzoate de soude, acide salicylique, sulfate de quinine ont été préconisés et prescrits tour à tour (Barella, Cardy, Jürgensen, Jaccoud, etc.).

Dans le seul cas que nous avons vu se terminer par la guérison (voy. obs. 11), M. Hanot avait administré de l'alcool (40 gr.) et de l'extrait de quinquina (4 gr.), du sulfate de quinine (2 gr. puis 1 gr.) et de la digitale (1 gr. de teinture).

PATHOGÉNIE

Les opinions les plus diverses ont cours sur la nature de la pneumonie typhoïde, aussi bien que sur la nature de la pneumonie franche, elles peuvent être groupées de la façon suivante :

1° La pneumonie typhoïde, de même que la pneumonie franche, est une maladie générale (école de Montpellier). Pour Jürgensen et Bernheim, l'agent infectieux est unique ; s'il est atténué et s'il frappe un sujet robuste, il engendre la pneumonie franche ; s'il est actif et s'il atteint un sujet débilité, il détermine la pneumonie typhoïde. Pour Leichtenstern, au contraire, l'agent infectieux est double : celui de la pneumonie franche est incapable de causer la pneumonie typhoïde et réciproquement;

2° La pneumonie typhoïde, aussi bien que la pneumonie franche est une maladie locale (école de Paris). M. Hallopeau, en 1878, se ralliait à cette doctrine dans les termes suivants :

« Sans donc nier d'une manière absolue, l'existence d'une maladie générale, analogue à la grippe, et dont la pneumonie fibrineuse constituerait la principale détermination organique, nous ne pouvons, en l'absence de faits probants, la considérer comme démontrée, et nous pensons bien plutôt, avec M. Peter, que le développement et la symptomatologie variable des phlegmasies pulmonaires peuvent s'expliquer par l'intervention de deux facteurs, dont l'un est l'asthénie, de cause physique ou pyrétique, entraînant l'affaiblissement de la résistance vitale, et la vulnérabilité plus grande du poumon, et l'autre une cause accidentelle variable ; »

3° La pneumonie typhoïde est une maladie générale, la pneumonie franche est une affection locale (Friedreich, Banti, G. Sée);

4° La pneumonie typhoïde est une maladie générale qui n'est souvent qu'une expression de l'intoxication typhique (Barella) : c'est une maladie zymotique, ainsi que le prouvent ses relations avec d'autres affections, telles que la fièvre typhoïde et le choléra (Grimshaw et Moore) ; c'est une maladie générale dont la cause est un agent infectieux quelconque, fièvres puerpérales, purulentes, typhoïdes, érysipèles, grippe, etc. (Bonnemaison).

En réalité, une triple question se pose.

1° La pneumonie typhoïde est-elle de même nature que la pneumonie franche ?

2° La pneumonie typhoïde est-elle une fièvre typhoïde à localisation pulmonaire exclusive ?

3° La pneumonie typhoïde constitue-t-elle une affection spéciale ?

1° La pneumonie typhoïde est-elle de même nature que la pneumonie franche?

Il est un certain nombre de raisons, d'ordre étiologique et anatomo-pathologique, qui plaident en faveur de l'unicité du genre infectieux qui engendre la pneumonie franche et la pneumonie typhoïde : les deux affections offrent leur maximum de fréquence de quinze à vingt-cinq ans, frappent plus souvent les hommes que les femmes, sévissent surtout en avril, elles sont l'une et l'autre lobaires et fibrineuses.

Mais, là se bornent les points de contact : sans parler des dissemblances histologiques, peu considérables, il est vrai, qui séparent la pneumonie typhoïde de la pneumonie franche, et sans parler de l'état différent du sang dans les deux maladies, il est nécessaire de reconnaître que par leurs caractères cliniques, par leur début, leur décours et leur terminaison, les deux maladies se montrent essentiellement distinctes.

L'une, la pneumonie typhoïde, affecte, dès l'abord, l'allure d'une maladie infectieuse générale, et quel que soit le terrain sur lequel elle germe, elle comporte une extrême gravité; l'autre, la pneumonie franche, se présente comme une maladie infectieuse locale, et subordonne son évolution au degré de résistance du sujet qu'elle atteint.

Dans la première, la détermination pulmonaire n'est rien; dans la seconde, elle est tout. Il est donc plus que vraisemblable que le principe infectieux de la pneumonie typhoïde est différent de celui de la pneumonie franche ;

2° La pneumonie typhoïde est-elle une fièvre typhoïde à localisation pulmonaire exclusive?

Appliquant l'opinion de Barella aux cas que nous rapportons, l'on pourrait soutenir qu'il s'agit de fièvres typhoïdes à localisation pulmonaire exclusive. A l'appui de cette interprétation, il serait possible d'invoquer deux arguments :

1° Similitude de l'état typhique dans la dothiénentérie, et dans la pneumonie typhoïde;

2° Coexistence du maximum des cas de fièvre typhoïde avec le maximum des cas de pneumonie typhoïde. Mais, d'une part, l'état typhique commun aux deux maladies, n'est pas un trait d'union suffisant, étant donné sa fréquence dans les diverses maladies infectieuses; et, d'autre part, si l'on prend soin de fonder une statistique sur les seuls cas nettement avérés de pneumonie typhoïde, l'on reconnaît que cette affection atteint son maximum en avril, tandis que la dothiénentérie présente, à cette époque, son minimum pour atteindre son maximum en octobre.

Il serait donc prématuré, dans l'état actuel de la science, de rattacher la pneumonie typhoïde à la dothienentérie;

3° La pneumonie typhoïde constitue-t-elle une affection spéciale?

Nous sommes ainsi amenés à considérer, avec Leichtenstern, Friedreich, Banti, G. Sée, Hayem et Gilbert, etc., la pneumonie typhoïde comme une maladie infectieuse idiopathique. Les raisons sur lesquelles nous nous appuyons n'ont, à la vérité, qu'une valeur relative, et la question des rapports de la pneumonie typhoïde ne sera tranchée nettement que lorsqu'on aura isolé définitivement l'agent infectieux de la fièvre typhoïde et de la pneumonie typhoïde, et établi son unité ou sa dualité.

OBSERVATIONS DE PNEUMONIES TYPHOIDES SPORADIQUES

1° — Pneumonies typhoïdes sporadiques terminées par la mort.

OBSERVATION I

(HAYEM et GILBERT, in Archiv. gén. de médecine 1884)

Desch.... Justin, 29 ans, homme d'équipe, entre le 11 avril 1883, à l'hôpital St-Antoine, salle Magendie, n° 8.

Antécédents. Aucun maladie antérieure. Si ce n'est l'an dernier une orchite blennorrhagique droite, à laquelle a survécu une très légère induration de l'épididyme. Le malade habite Paris depuis son enfance, il gagne quatre francs par jour, ne boit qu'une demi-bouteille de vin par repas, et n'offre aucun signe d'alcoolisme. Son père et sa mère, ses frères et sœurs sont bien portants.

Début. — Il y a huit jours, le malade a ressenti un violent mal de tête, et une douleur dans le côté droit du thorax ; il a été pris en même temps de frisson et de fièvre et s'est senti profondément fatigué. Il n'a eu alors ni toux, ni vomissements, ni épistaxis. Malgré l'état de malaise où il se trouvait, il a continué à travailler.

Depuis cinq jours, il a dû renoncer à son travail, et aller consulter le médecin de sa compagnie qui lui a fait prendre une purgation.

Hier, il a commencé à tousser et à cracher et s'est décidé à entrer à l'hôpital.

Etat actuel (11 avril soir.) — Pas de point de côté, la dyspnée est médiocre, (28 resp. par minute.) La toux est fréquente; les crachats sont rares, jaunâtres, muqueux, purulents et aérés, adhérents au vase.

L'exploration de la poitrine est négative en avant.

En arrière, on trouve à la percussion, une légère submatité du côté droit, depuis la pointe de l'omoplate jusqu'à la base de la poitrine. Dans l'étendue de cette zone, les vibrations vocales sont très augmentées. L'auscultation de la respiration n'y révèle qu'une grande obscurité du murmure vésiculaire et l'existence de gros frottements. L'auscultation de la voix y décèle une bronchophonie très manifeste. Enfin, pendant les reprises, inspiratrices profondes qui suivent les quintes de toux, l'on y entend des râles crépitants nombreux, serrés, puis égaux, éclatant par bouffées. Rien au cœur. Rien dans les vaisseaux du cou. Pouls 90. Pommettes légèrement colorées. Température 40°,8.

Langue blanche, pas d'appétit ; pas de vomissements ; constipation depuis trois jours. Rate et foie normaux.

Léger nuage d'albumine dans les urines. Pas de céphalalgie, ni bourdonnements d'oreille, ni éblouissements. Insomnie, abattement très marqué. Grande fatigue. Intelligence nette.

Le malade est grand, vigoureux, exceptionnellement bien musclé.

Diagnostic. — Pneumonie franche de la base droite.

Le 12 matin, mêmes signes et même état général. Température 40°,9.

Traitement. — Bouillons, potages, lait ; tisane pectorale ; potion avec kermès 0,30 centigrammes. Soir : Température 40°,9.

Le 13 matin, signes physiques un peu atténués : la submatité est légère, les râles crépitants ne sont perçus que dans les reprises inspiratrices profondes ; l'augmentation des vibrations vocales et la bronchophonie sont encore nettes. L'état général n'est pas modifié ; épistaxis légère.

L'examen du sang pur fait à l'état frais, et en couche mince, ne montre ni augmentation du nombre des leucocytes, ni transformation des mers en lacs; il se forme un réticulum fibrineux à peine appréciable. Ces caractères du sang indiquent très nettement que le diagnostic primitif est erroné, qu'il ne s'agit pas ici d'une pneumonie franche, mais sans doute d'une pneumonie bâtarde liée à une pyréxie. — Température 40°,3.

Traitement. — Idem, de plus, purgation avec sulfate de soude et sulfate de magnésie de chaque 15 grammes : Soir, Température 40°,8.

Le 14 matin, les signes physiques ont à peu près complétement disparu, temp. 48.

Traitement. — Lavement purgatif, acide salicylique 3 grammes en 6 paquets de 0,50 centigrammes à prendre d'heure en heure à partir de midi : Soir, Temp. 40°,8.

Le 15 matin, les signes de pneumonie ont complètement disparu. Les symptômes généraux se sont accentués : le malade est très abattu, sommeille continuellement, et répond à peine aux questions qu'on lui pose. Temp. 40°,2.

Traitement. — Acide salicylique 4 gr., administré comme précédemment. La présence du médicament est constatée dans les urines au moyen du perchlorure de fer. Soir, Temp. 40°,4.

Le 16 matin. Dans la poitrine on ne trouve à l'auscultation que quelques râles sibilants disséminés. L'état général est identique à celui de la veille. Il existe un peu de gargouillement dans la fosse iliaque droite. La rate déborde de deux travers de doigts le rebord des fausses côtes. Temp. 39°,8.

Traitement. — Acide salicylique 5 gr. Le médicament est éliminé par les urines. Soir, Temp. 40°.

Le 17 matin. La dyspnée est plus intense que les jours précédents (32 respirations). La toux est peu fréquente. Les crachats sont rares et muqueux. Dans la poitrine, on trouve les mêmes signes que la veille.

L'examen du sang pur donne les mêmes résultats que la première fois. Depuis le matin, le malade est pris d'un délire tranquille. Temp. 39°,6.

Traitement. — Acide salicylique 6 grammes. Potion avec Rhum, 50 grammes, et extrait de quinquina, 4 grammes.

Ventouses sèches sur la poitrine.

Soir, Température 40°,4.

Le 18 matin. A la partie moyenne de la poitrine, à droite et en arrière, on trouve en un point limité de la submatité; et à l'auscultation, une bouffée de râles crépitants typiques éclatent sous l'oreille pendant l'inspiration. Faible quantité d'albumine dans les urines. L'abattement du malade est considérable. Temp. 40°.

Traitement. — L'acide salicylique est supprimé et remplacé par le bibromydrate de quinine, 2 grammes à prendre à partir de 6 heures du soir, par paquets de 0,50 centigrammes de dix en dix minutes. L'acide salicylique continue à être éliminé par les urines. Soir, Temp. 41°,2.

Le 19 matin. Dyspnée extrême (54 respirations), symptômes de pneumonie accentués et étendus.

Souffle tubaire en un point limité avec râles crépitants à la périphérie : quelques crachats rouillés. L'examen du sang par donne les mêmes résultats que les deux premières fois. Le diagnostic de pneumonie typhoïde est affirmé. Le malade est dans un état de prostration complet; les extrémités sont refroidies. Les urines sont toujours albumineuses. Pouls 108, temp. 40°,5.

Traitement : Bibromhydrate de quinine 3 grammes par paquets de 0 gr. 50 centigr., à prendre toutes les dix minutes, à partir de six heures du soir. Potion de Tood 150 gr. Large vésicatoire de 10 centim. sur 20 au niveau du foyer pneumonique. A l'examen des urines, on ne retrouve plus d'acide salicylique, mais l'on y constate la présence de la quinine.

Soir, Temp. 40°, 7. Le malade est dans le coma, et meurt à 10 heures.

Autopsie. *Poumons.* — A la partie moyenne du bord postérieur du poumon droit, on trouve un noyau de pneumonie, ayant environ sept ou huit centim. de diamètre, le noyau occupe principalement la partie centrale du poumon, et ne confine à son bord postérieur que par une petite étendue de sa circonférence.

Sur une section, il offre l'apparence homogène, l'aspect granuleux d'un lobe atteint de pneumonie franche à la phase d'hépatisation rouge; il en a de plus la consistance et la densité; emphysème très marqué aux sommets et aux bords antérieurs. Congestion légère aux bases et aux bords postérieurs.

Cœur. — Il est flasque et mou, d'une coloration brunâtre rempli de caillots couleur gelée de groseilles, l'endocarde a subi une vive imbibition cadavérique.

Cerveau. — Un peu congestionné.

Reins. — Ils sont légèrement congestionnés. Le rein droit pèse 180 gr., le gauche 185 gr.

Tube digestif. — Les plaques de Peyer, les follicules de l'intestin grêle, du gros intestin, de l'estomac et du pharynx, sont normaux. Les ganglions mésentériques sont sains. Le foie est congestionné, il pèse 1,800 gr. La rate est d'une couleur noir violet; elle est ramollie; son poids est de 480 grammes.

Examen histologique. — Il a porté exclusivement sur le parenchyme pulmonaire hépatisé.

Sur des coupes colorées au picro-carmin, il est facile de s'assurer que les lésions diffèrent à peine de celles qu'on observe dans la pneumonie franche. Dans l'intérieur des alvéoles, la fibrine exsudée est cependant moins abondante que dans la pneumonie fibrineuse légitime.

Les mailles qu'elles forment sont espacées, composées de fibres minces et ténues, emprisonnant un grand nombre de leucocytes et de cellules alvéolaires, ainsi que les rares hématies. Les capillaires que contiennent les travées alvéolaires sont distendus, tortueux, et gorgés de globules rouges. Les cellules endothéliales sont gonflées, globuleuses, volumineuses, et en grande partie desquamées.

Observation II

(Hayem et Gilbert, in Arch. gén. de Med., 1884)

Chab..., Jean Marie, 21 ans, garçon de magasin, entre le 23 avril 1883, à l'hôpital St-Antoine, salle Magendie, nº 4.

Antécédents. — Aucune maladie antérieure. Habitudes alcooliques; le malade boit 2 litres de vin par jour et plusieurs petits verres de vulnéraire le matin; il a des cauchemars la nuit et des pituites au réveil. Il habite Paris depuis deux ans.

Début. — Depuis une vingtaine de jours, le malade est mal en train, fatigué, et il tousse légèrement. Il y a dix jours, il a eu une forte épitaxis qui s'est reproduite le lendemain et le surlendemain. Hier et avant-hier, il a vomi, plusieurs fois dans la journée, une grande quantité de bile.

Etat actuel (23 mai soir). Langue recouverte d'un léger enduit blanchâtre : soif vive; inappétence. Pas d'envies de vomir. Selles régulières. Gargouillement dans la fosse iliaque droite, qui n'est pas douloureuse. Le foie déborde d'un travers de doigt le rebord des fausses côtes. Par la palpation, il est impossible de constater une légère hypertrophie de la rate.

Les urines renferment de l'urée en petite quantité, et ne contiennent pas d'indican.

Toux peu fréquente : quelques râles ronflants dans la poitrine. Céphalalgie très peu vive. Insomnie. Intelligence assez nette, réponses précises. Pas de bourdonnements d'oreille ni d'éblouissements. Pas de douleurs dans les reins ni dans les membres. Faiblesse et abattement. Joues et oreilles congestionnées, yeux brillants et légèrement injectés.

Pouls fort, dicrote, cent pulsations par minutes. Rien au cœur. T. 40°,8.

Le malade est de taille moyenne, peu musclé, maigre, imberbe.

Diagnostic. — fièvre typhoïde probable.

Le 24, matin. L'état général n'est pas sensiblement modifié. La face du malade est injectée, sa peau est brûlante ; il a été pris de diarrhée au milieu de la nuit. A l'examen du sang pur, on ne trouve pas d'augmentation de la fibrine ni du nombre de leucocytes. Pouls 90. T. 40°,6.

Traitement. — Acide salicylique 5 grammes en dix paquets de 0,50 centigr. à prendre d'heure en heure, à partir de midi. Bain tiède à 33° administré à 4 heures. Avant le bain, la température du malade est de 41° ; après le bain, elle descend à 40° ; deux heures après, elle remonte à 40°,7. Limonade vineuse. Bouillons, lait. Soir : T. 40°,7.

Le 25, matin. Le malade est abattu. Il a eu cinq selles diarrhéiques dans les vingt-quatre heures. Pouls 90. T. 40°,8.

Traitement. — Acide salicylique 6 grammes, administré comme précédemment ; acide salicylique dans les urines. Les tuyaux pour la conduite des eaux étant en réparation il est impossible de continuer l'administration des bains ; soir : Temp. 41°.

Le 26, matin. L'abattement du malade est plus marqué que la veille. La diarrhée continue. Les autres symptômes ne sont pas modifiés. Pouls 100. T. 41°.

Traitement. — Acide salicylique. Soir : Temp. 40°,4. Le 27 matin. Légère agitation ; pas de délire. La déglutition est difficile ; la gorge est rouge et recouverte, au niveau des amygdales, d'un léger endu' blanchâtre. Vomissements alimentaires et bilieux ce matin ; 12 selles liquides dans les vingt-quatre heures. Pouls 100. T. 39°,8.

Traitement. — Acide salicylique 7 gr. ; potion au chloral, 2 gr. pour la nuit. Soir : T. 40°.

Le 28, matin. Dyspnée (24 respir.), toux, crachats visqueux, jaunâtres ; pas de point de côté. Signes physiques de pneumonie franche à droite et en arrière, depuis la pointe de l'omoplate jusqu'à la base de la poitrine. Submatité à la percussion :

augmentation des vibrations vocales à la palpation ; à l'auscultation, râles crépitants, à l'inspiration bronchophonie. Herpès labial très étendu. Pouls 120. Temp. 39°,8.

Traitement. — Acide salicylique 7 gr. ; potion chloral 2 gr. ; potion au rhum 60 gr. ; extrait de quinquina 4 gr. Cataplasmes froids sur le ventre. Soir : Temp. 40°,4.

Le 29, matin. La pneumonie a la même étendue que la veille, le râle crépitant est remplacé par le souffle tubaire. Dyspnée, (24 resp.), toux fréquente, crachats abondants, aérés, rouillés, visqueux et adhérents au vase, (crachats typiques de la pneumonie franche). L'agitation est très marquée. La diarrhée continue. Le ventre est légèrement ballonné ; la rate est notamment tuméfiée. Pas de taches rosées lenticulaires. Pouls 116. T. 40°.

Traitement. — Le malade a vomi hier ses paquets d'acide salicylique. On lui ordonne une potion avec bromhydrate de quinine, 2 gr. à prendre par cuillerées à bouche, toutes les heures. Potion, chloral, 2 gr. ; potion avec rhum, 60 gr. ; extrait de quinquina 4 gr. L'acide salicylique continue à être éliminé par les urines ; Soir : Temp. 40°, 8.

Le 30, matin. Mêmes signes physiques et fonctionnels de pneumonie du lobe inférieur droit à la phase d'hépatisation rouge. Le malade a des alternatives d'excitation, de délire et de dépression. La déglutition est facile ; la gorge est normale. La diarrhée a cessé. Pouls petit, 112 pulsations par minute. T. 40°, 6.

Traitement. — Potion avec bibromhydrate de quinine 2 gr. 50 ; potion avec rhum 100 gr., et extrait de quinquina, 41 gr. Trois lotions froides. Badigeon phéniqué sur la paroi costale au niveau du foyer pneumonique. Soir : Temp. 40°, 3.

Le 31, matin. Le malade est dans le coma. Les signes de pneumonie ne se sont pas modifiés. Pouls faible, 104. Temp. 39°, 8.

Traitement. — Idem. Le bibromhydrate de quinine est éliminé par les urines ; Soir, Temp. 39°,2.

1er juin, matin. Le malade est dans un état comateux complet. La dyspnée est extrême (54 respirations). A l'auscultation de la poitrine, on entend outre le souffle tubaire, quelques râles crépitants de retour. Les battements du cœur sont un peu affaiblis. Pouls très petit, 84. Temp, 40°.

Traitement. — Idem. Injection d'éther. Ventouses sèches : Soir, Temp. 41°,4. Le malade meurt à 10 heures du soir, dans le coma.

AUTOPSIE. *Poumons.* — Le lobe inférieur du poumon droit est sauf au niveau de son bord antérieur, hépatisé dans toute son étendue. La consistance est augmentée et, en arrière, il a conservé l'impression des dernières côtes. La surface de section montre les avéoles uniformément remplies de granulations d'apparence fibrineuse. Détachée et plongée dans l'eau, une partie du parenchyme pulmonaire en gagne directement le fond. Le poumon gauche est congestionné à la base.

Cœur. — Flasque, coloration jaune rose, rempli de caillots cruoriques.

Cerveau. — Légèrement congestionné.

Reins. — Congestionnés. Le rein droit pèse 190 gr.; le gauche, 186 gr.

Tube digestif. — Aspect normal des plaques de Peyer, des follicules clos de l'intestin, de l'estomac et du pharynx. Les ganglions mésentériques sont sains.

Le foie, congestionné, pèse 2 kilogr.

La rate ramollie, violacée, pèse 410 gr.

EXAMEN HISTOLOGIQUE. *Poumons.* — Les lésions diffèrent quelque peu de celles que nous avons décrites dans l'observation. Le contenu des acini est essentiellement formé de cellules alvéolaires et de leucocytes unis par une minime quantité de matière granuleuse, provenant de la coagulation des matières albuminoïdes de l'exsudat. L'endothelium qui recouvre les parois alvéolaires est gonflé, revenu à l'état embryonnaire et en grande partie desquamé. Les capillaires sont remplis de globules sanguins. Le champ de la préparation est semé, de distance en distance, de larges ilôts d'alvéoles et dont la cavité est entièrement remplie d'hématies.

Cœur. — L'on y constate, au microscope, les signes d'une myocardite légère qui, pendant la vie, n'avait donné lieu qu'à un léger affaiblissement dans les bruits du cœur, à la phase ultime. Elle porte surtout sur le tissu conjonctif interstitiel dont les noyaux sont multipliés. Les fibres musculaires sont presque partout intactes ; quelques-unes seulement sont légèrement granuleuses.

Reins. — Pas d'altération, ni du parenchyme, ni du tissu conjonctif. Les artères, les veines et les capillaires sont remplis d'hématies.

Foie. — Les cellules hépatiques sont tassées par suite de l'élargissement des capillaires gorgés de globules sanguins. Le tissu conjonctif continu dans les espaces portes, renferme sur quelques points, une grande quantité de petites cellules.

Observation III (Inédite)

(Communiquée par M. Derignac, chef de clinique à l'hôpital de la Charité)

Tell..., Félix, 36 ans, tailleur, entre le 2 avril 1884, Hôpital de la Charité, Salle St-Charles, n° 19, service de M. le professeur Hardy.

Antécédents. — Père et mère bien portants. Bronchite, il y a deux ans, qui dura trois semaines.

Pas d'autres maladies.

Début. — Malade depuis 9 jours. Il y a 9 jours, il fut pris d'un malaise général, perdit l'appétit. Il se sentait fatigué, courbaturé dans tous les membres : il avait en même temps des maux de tête et des douleurs dans les lombes. Il fut alors obligé de s'aliter.

Etat actuel. — 3 avril, matin. Le malade est dans le décubitus dorsal, il paraît abattu; le regard est hébété; il comprend avec peine les questions qui lui sont posées. Temp. 40°,4. Pouls 104.

Pas d'insomnie; pas de rêves. Le malade se plaint toujours de douleur dans les lombes et les membres.

L'appétit est toujours nul.

Depuis deux jours il a la diarrhée; il a un peu saigné du nez.

Langue sale, blanchâtre, rouge sur les bords, tremblante. Sur le ventre, une ou deux taches rosées, lenticulaires. Le ventre n'est pas sensible à la pression. Léger gargouillement dans la fosse iliaque droite.

Rate normale.

Le malade tousse depuis quatre jours. En arrière de la poitrine, matité à gauche.

A l'auscultation on entend, à droite, quelques râles sibilants et ronflants, et à gauche, des râles ronflants et sibilants, et un souffle au niveau du tiers supérieur du poumon.

Rien du côté du cœur.

L'urine contient de l'urohématine et une petite quantité d'albumine.

Traitement. —Un purgatif; macération de quinquina, de l'eau et du vin. Lavement froid matin et soir.

Après avoir présenté un état à peu près stationnaire, le malade meurt le 13 avril.

AUTOPSIE. *Poumons.* — Droit : est congestionné dans toute son étendue, et à la coupe, laisse échapper un liquide rougeâtre et spumeux.

Gauche : hépatisé, dans son lobe supérieur ; ne surnage pas dans l'eau.

Intestins. — L'instestin grêle et le gros intestin, lavés avec le plus grand soin, ne présentent pas trace d'ulcérations. Il n'y a même pas de congestion au niveau des plaques de Peyer.

Le foie et les organes accessoires de la digestion sont sains.

Cœur. — Il est mou et flasque, anémié, sans cependant présenter la teinte feuille morte.

Reins. — Ils n'offrent rien d'anormal.

Cerveau. — Ne présente également rien de particulier. Il paraît sain dans sa totalité.

Observation IV

(H. Bernheim, Obs. VIII, in Leçons de clinique médicale.)

Claude, Jean Pierre, 56 ans, tailleur, habite Nancy depuis le 15 avril ; entre le 15 mai 1874, à l'hôpital.

Se dit malade depuis cinq semaines ; mais depuis quinze jours seulement, il ne peut plus travailler et a de l'inappétence ; on l'a trouvé couché sur la place Stanislas ; il dit avoir été chassé de son logement parce qu'il avait gâté son lit. A son entrée le soir : Temp. 40° ; Pouls 100 ; Respirat. 24.

Le lendemain à la visite : Temp. 40°,3. Pouls, 80 ; Respirat. 20. Somnolence d'où on ne peut le tirer en l'interrogeant ; il comprend les questions, mais ses réponses sont vagues et contradictoires ; il se plaint de douleur dans le flanc gauche depuis quatre jours ; l'examen des organes est négatif. On ausculte et on percute sans rien découvrir d'anormal.

Soir : Temp. 4°,8 ; Pouls 84 ; Resp. 30.

17 mai. Temp. 39°,6 ; Pouls 76 ; Resp. 40. La respiration, accélérée ce matin, appelle de nouveau l'attention sur la poitrine. On découvre une matité complète dans les fosses sus et sous-épineuses gauches jusqu'à l'angle de l'omoplate, et à l'auscultation du souffle et des râles crépitants ; à la base, absence presque complète de bruit vésiculaire ; à droite, dans la fosse sus-épineuse, submatité et respiration soufflée ; pas d'expectoration ; ventre bouffi, gargouillant ; constipation depuis son entrée ; langue blanchâtre ; rétention d'urine ; 1,340 gr. d'urine dans la vessie, acide, densité : 1,018, contenant 36 gr. d'urée et 2,47 d'albumine.

Le malade répond assez bien aux questions (Pneumonie typhoïde).

Soir : Temp. 39°. ; Pouls 84 ; Resp. 30

18 Mai. Temp. 38°,4; Pouls 72; Resp. 28. Même état général et local.

Soir : T. 39°,2; Pouls 80; Resp. 32.

19 Mai T. 39°; Pouls 80; Resp. 40.; selles involontaires; teinte subictérique des conjonctives; délire; retention d'urine, ventre ballonné, peu sensible à la pression : râles trachéaux à distance; matité occupant toute la hauteur en arrière et à gauche, avec souffle intense et râles.

Mort le 20 mai.

AUTOPSIE. *Poumons.*— Œdème sous-pleural avec fausse membrane sur le lobe supérieur du poumon gauche; hépatisation de ce lobe qui est rouge foncé, resistant, compacte, plonge dans l'eau; à la coupe, coloration jaunâtre uniforme; petites bronches remplies de filaments ramifiés, élastiques qui peuvent se poursuivre dans les grosses bronches et dans les ramifications fines; elles sont constituées par de la fibrine et de l'épithélium; dans le poumon droit, au sommet, noyau d'hépatisation du volume d'un œuf. Engouement des deux bases.

Cœur. — Il y a 150 grammes de sérosité sanguinolente dans le péricarde; cœur friable et mou; absence de lésions valvulaires, mais plaques athéromateuses dans l'aorte.

Foie. — Volumineux, gras, friable.

Rate. — Volumineuse, assez ferme.

Reins. — Très congestionnés, volumineux, friables.

Intestins. — Absence de lésions.

Cerveau. — Pas de lésions.

OBSERVATION V

(H. BERNHEIM, Obs. IX, in Leçons de clinique médicale.)

Cocq.., Jean 26 ans, cultivateur, entre à St-Charles, le 27 février 1874.

Sort de prison, se disant malade depuis trois jours, après avoir été toujours bien portant. D'après les renseignements pris à la maison d'arrêt, cet homme habituellement sournois, à intelligence déprimée, très vorace, ne mangeait plus dans les quinze derniers jours et restait couché derrière le fourneau. Les trois derniers jours on le mit à l'infirmerie où le docteur Lemoine diagnostiqua une fièvre typhoïde et le malade fut envoyé à l'hôpital.

A son entrée, 27 février soir; Temp. 48°,5; Pouls 132; Respiration 28.

Le 28 février, matin : Temp. 40°,5; Pouls 120; Respir. 18; Le malade dit avoir des vertiges et mal partout; il ne donne aucun renseignement; bien qu'il semble comprendre toutes les questions, il répond à peine. Face pâle, hébétée; langue blanche au milieu, rouge sur les bords. Clignement continuel des yeux; les deux globes oculaires se dirigent le plus souvent en dehors ou en haut. Secousses musculaires de la face; pas de grincements de dents; pas de contracture. Les pupilles se contractent bien, mais la droite est un peu plus dilatée; vision bonne. Le malade mange très peu, refuse toute espèce de médicament, dit que c'est du mauvais butin, regarde en l'air comme s'il avait des hallucinations de la vue. Respiration calme. On ne découvre rien d'anormal, ni du côté de la poitrine, ni du côté de l'abdomen.

28 février. Temp. 4°,5; Pouls 120; Respiration 24°. Même état. A eu une selle solide hier.

1er mars. Temp. 40°,8; Respiration. 24; Pouls 120. Pas de selles depuis avant-hier. Ventre plat, sans tache rosée, gargouillant. Pas de symptômes du côté de la poitrine. Même état cérébral. Reste assez calme, rêveur et parlant peu.

Le soir : Temp. 41°,1; Pouls 128; Respiration 20. Dans la nuit, le malade se lève et marche dans la salle; il a une selle liquide involontaire.

Le 2. Temp. 41°; Pouls 124; Respiration 20. Tousse sans expectoration; toujours mouvements singuliers des yeux;

gargouillement dans la fosse iliaque droite. Le malade délire dans la journée, urine sur le plancher, lance des coups de pied à l'infirmier, a des selles et urines involontaires, crie et chante dans la nuit.

Le 3. Temp. 40°,5 ; Pouls 120 ; Respiration 26. Même aspect ; regard vague, haleine fétide. Langue blanche, poisseuse. Le diagnostic de fièvre typhoïde dans le cours du troisième septenaire semble confirmé.)

Traitement : Sulfate de quinine, 1 gramme.

4 mars. Temp. 39°,8 ; Pouls 128 ; respiration 28. Langue sèche, jaunâtre. Amaigrissement. Gargouillement dans la fosse iliaque droite ; regard haineux. S'est encore levé dans la nuit; a uriné contre le mur ; a moins crié que la nuit précédente.

A l'examen de la poitrine on constate un affaiblissement général du bruit vésiculaire, surtout en arrière et à gauche.

Soir : Temp. 40°,2. Pouls 140 ; Respiration 40 (a pris 1 gramme de sulfate de quinine en une fois dans la matinée.)

Le 5. Temp. 39°.4 ; Pouls 120 ; Respiration 2. Dans la nuit, délire agité ; selles et urines involontaires. Langue rouge et sèche. Adynamie. Agitation des yeux divergents.

Dans les poumons, affaiblissement du bruit vésiculaire et submatité dans les bases ; expiration soufflée vers les omoplates. Abattement considérable.

Le 6. Abattement extrême ; le malade est tranquille, pâle ; cyanose ; respiration laborieuse.

Le malade succombe à 1 heure.

Autopsie. *Cœur*. — Dans le péricarde, quelques cuillerées de sérosité liquide ; cœur mou, friable, sans altération valvulaire. Sang noir, sirupeux, sans caillots dans les cavités.

Au microscope, on constate que les globules rouges sont crénelés et accolés par leurs bords ; il y a, de plus, une augmentation notable des globules blancs.

Poumons.— Les plèvres ne renferment pas de liquide. Le poumon droit ne présente qu'un peu de congestion à la base ; le lobe inférieur du poumon gauche offre une consistance très dure, il est compact, homogène, grisâtre, plongeant dans l'eau; à la coupe, il s'écoule de toutes les petites bronches une grande quantité de spumosité purulente.

Foie. — Volumineux, très gras.

Rate. — Volumineuse, friable.

Intestins. — Absence complète de lésion intestinale et d'engorgement des ganglions mésentériques.

Reins. — La substance corticale présente un léger degré de dégénérescence graisseuse.

Cerveau. — Sauf une injection assez prononcée des méninges et un état sablé, n'offre rien de particulier; pas d'épanchement sous-arachnoïdien ni ventriculaire.

OBSERVATION VI

(HÉRARD ET GAUCHET, in Union médicale, 1860. Résumé.)

X..., 19 ans, garçon de salle, entre le 25 octobre, à l'hôpital Lariboisière, salle St-Landry, nº 13, service de M. Hérard.

Antécédents. — Homme grand, et fort, ne paraissant entaché d'aucun vice diathésique, jouissant habituellement d'une bonne santé.

Début. — Pris le 11 octobre d'un frisson des plus violents, peu de temps après avoir eu froid pendant un trajet d'une demi-heure sur l'impériale d'un omnibus. Frisson suivi de chaleur, fièvre, courbature. Le soir épistaxis; un peu de toux; agitation pendant la nuit. Le lendemain, quelques frissons et douleur dans le côté droit de la poitrine. En même temps, fièvre, inappétence, soif, céphalalgie, brisement général. Anéantissement des forces; épistaxis : insomnie. Médecin appelé le 13, diagnostique : fièvre typhoïde.

Etat actuel. — 16 octobre. Insomnie, rêvasseries; décubitus dorsal; malaise général. Faiblesse extrême; vertiges, céphalalgie; point de côté à droite.

Face pâle ; coloration des pommettes. Abattement, anxiété. Conjonctives infectées.

Pas de surdité ni de bourdonnements d'oreille.

Intelligence nette.

Anorexie complète ; soif vive. Pas de nausées ni de vomissements. Langue blanche au milieu, rouge sur la pointe et les bords.

Diarrhée. Gargouillement. Douleur à la pression au niveau de la fosse iliaque droite.

Peau chaude, sèche. Pouls large, dicrote, 100. Respiration 50.

Signes de pneumonie dans les 2/3 inférieurs du poumon droit. Saignée.

17 octobre. Stupeur ; aspect typhoïde ; teinte légèrement ictérique des téguments. Céphalalgie toujours vive. Pouls 96.

Diarrhée. Ventre sensible, surtout à la pression dans la région hépatique et la fosse iliaque droite. La rate est volumineuse. Respiration 45.

Peu de modifications des signes physiques.

Le sang de la saignée présente une couenne beaucoup moins épaisse et moins rétractée que cela n'a lieu d'ordinaire dans la pneumonie.

Le 18. Facies typhoïde de plus en plus prononcé. Céphalalgie un peu moindre. Epistaxis. Même coloration ictérique. Pouls 100.

Selles diarrhéiques. Ventre sensible.

Petéchies sur le ventre. Pas de taches rosées. Respiration 50.

Signes physiques peu modifiés.

Mort le 19 à une heure du matin.

Autopsie. Hépatisation rouge du tiers moyen du poumon droit et grise du tiers inférieur.

Pas de lésions gastro-instestinales.

Foie. — Un peu plus volumineux qu'à l'état normal.

Rate. — Volumineuse, molle, friable.

Observation VII

(Charles Floquet, in Thèse 1879, ob. VI.)

Michel, soldat au 3e zouaves, entre à l'hôpital Saint-Martin, le 15 avril 1875.

Depuis quelques jours, cet homme avait ressenti du malaise, de la courbature, et une céphalalgie intense. La physionomie exprime l'hébètement. La langue et les gencives couvertes de fuliginosités. Anorexie complète.

A son entrée, 15 avril, la température marque 40°, 8; Pouls 127; Respiration 26.

16 avril au matin. — Temp. 41°,1; pouls 130; Resp. 20.

Le soir, Temp. 41°; Pouls 124; Resp. 22.

L'examen de la poitrine ne présente rien d'anormal. On ne constate aucune douleur, aucun gargouillement dans la fosse iliaque droite.

Le 17. — Toux sans expectoration; langue sèche. Le malade est en plein délire; il se lève et court comme un fou furieux dans la salle. Temp. 41°,2; Pouls 130; Respiration 23.

Le 18. — Abattement extrême: le malade est tranquille, pâle, cyanosé. Il succombe dans le coma vers deux heures du matin.

Autopsie. *Cavité thoracique.* — Plèvre gauche: épanchement abondant, citrin verdâtre, louche, d'environ 2 à 3 litres Toute la plèvre est recouverte par un exsudat fibrineux blanc verdâtre, tomenteux, villeux, épais de 3 à 4 millimètres, s'enlevant facilement de la surface du poumon, s'en détachant par de larges et longues languettes. Poumon gauche: le poumon n'est pas refoulé; il est adhérent au diaphragme, adhérent aussi par sa face interne au médiastin. La plèvre en ce point est le siège de nombreuses vascularisations. A sa base et en arrière, le poumon est très adhérent aux parois costales, à tel point qu'on le déchire en voulant l'enlever.

Il en reste des morceaux très adhérents à la plèvre costale. Le volume du poumon gauche est normal. Le lobe supérieur crépite dans toute son étendue, ne présente pas de tubercules, pas de congestion, pas de noyaux de pneumonie; il est seulement un peu ramolli et friable. Un peu de pleurésie interlobaire entre le lobe supérieur et le lobe inférieur.

Le lobe inférieur ne crépite plus : il est dur, ferme; sa surface est couverte par l'exsudat sus-mentionné; quand celui-ci est enlevé (par longues lamelles), on trouve au-dessous, la surface du poumon normale. A la coupe, le lobe inférieur présente toutes les lésions de la pneumonie des deuxième et troisième degrés. Dans sa partie postérieure, la pneumonie est encore au deuxième degré. La coloration de la coupe est rouge sombre, son aspect granuleux, et par le raclage on obtient un liquide épais et rose.

Dans sa partie antérieure il est à la troisième période. Aspect d'un gris rosé. A la coupe, il n'existe plus de granulations. Par le raclage on obtient un liquide crémeux. Des fragments pris dans les différents points tombent au fond de l'eau.

La surface et l'intérieur du poumon sont parsemés de petits infarctus mélaniques, de points d'un gris noirâtre et d'un volume variable. Il existe en outre une bronchite intense; la muqueuse des bronches est rouge, villeuse, très épaissie.

Plèvre et poumon droits. — La plèvre droite est saine : il existe pourtant au sommet, quelques adhérences molles de tissu cellulaire pur.

Le poumon droit crépite dans toute son étendue. A la coupe, il montre seulement un peu de congestion. En le pressant, on fait sourdre une notable quantité de matières spumeuses. Il surnage.

Ganglions péribronchiques. — Ils sont de grosseur normale et contiennent une notable quantité de pigment. Au milieu d'eux, on en trouve un en dégénérescence crétacée.

Péricarde. — Le péricarde contient un peu d'épanchement citrin, légèrement louche. La face gauche du péricarde est notablement vascularisée.

Cœur. — Le cœur est de volume normal. Il est en systole sur sa face antérieure, sa pointe et ses côtés, on voit de nombreuses traînées graisseuses.

A la coupe, les ventricules ont leur épaisseur normale. Le sang a une couleur noirâtre foncée.

Ventricule droit. Il est rempli de caillots noirs, couleur de gelée de mures, imbriqués dans les valvules, se continuant dans l'artère pulmonaire. La valvule est saine et normale. L'oreillette droite est remplie de caillots blancs fibrineux. Ventricule gauche. Il présente aussi un caillot allongé, fibrineux, blanchâtre, se continuant dans l'aorte.

Ganglions mésentériques. — Par le fait de leur infiltration ils sont ramollis, friables et augmentés de volume; de plus ils ont une teinte mélanique.

Rate. — Elle est ramollie, pigmentée et a presque triplé de volume.

Foie. — Le foie présente aussi un gonflement assez sensible. Aucune lésion dans *l'estomac* et dans *l'intestin.*

Rien d'anormal dans le *cerveau* et ses enveloppes.

Observation VIII

(Girard. Obs. VI, in thèse, Paris, 1882) (Résumée).

Baz..., J., 24 ans, garçon de magasin, entre le 16 octobre 1881, à l'Hôpital Tenon, salle St-Vincent, n° 10, service de M. Sevestre.

Pas d'antécédents

Début. — Il y a 12 jours, malaise, lassitude. Puis épistaxis très abondante, diarrhée, fièvre.

Etat actuel. — 17 octobre matin. Signes de dothiénentérie : visage abattu, lèvres fuligineuses, langue grillée. Pneumonie gauche.

Ventre ballonné. Fosse iliaque droite douloureuse. Pas de taches rosées. Urines albumineuses.

18 octobre. Temp. 40°,6.

Le 19. Délire, puis coma.

Mort à 11 heures.

AUTOPSIE. — Hépatisation du lobe inférieur gauche.

Pas de lésions intestinales.

OBSERVATION IX

(CH. LEROUX, in Journal des connaissances médicales. Avril 1884).

Cl. Berthe, 17 ans, blanchisseuse, entre à l'hôpital Lariboisière, le 23 avril 1878. *Pas d'antécédents.*

Début. — Trois jours auparavant, le 20 avril, elle avait été prise dans la soirée d'un frisson intense et d'une violente douleur sous le sein droit. Dans la nuit elle avait été fort agitée et tourmentée par un délire qui depuis ne l'a pas quittée. Le 21, son état s'aggrave, elle ne reconnait personne; le 22, elle rend quelques crachats sanguinolents, et le 23 on l'apporte à l'hôpital.

Etat actuel, 23 avril. — A la visite du matin, on la trouve dans le décubitus dorsal, plongée dans un coma profond dont on ne peut la tirer; la face est légèrement pâle, les pommettes rouges, surtout la droite; les yeux demi-clos, fixes, immobiles, la cornée a perdu en partie sa transparence; les paupières sont collées aux angles de l'œil, les conjonctives injectées. Les pupilles sont mobiles à la lumière. Les lèvres sont rosées, mais sèches, les dents enduites d'un dépôt épithélial abondants; la langue est sèche, la face n'est pas grippée. Les vêtements sont tachés de sang provenant d'une épistaxis. La peau est brûlante, le thermomètre cependant ne donne qu'une température de 39°; le pouls est petit, rapide, bat à 130; la respiration est accélére, 40°.

Le ventre est légèrement ballonné, sans la moindre tache rosée; la pression ne détermine aucune contraction de la face. On perçoit du gargouillement dans les deux fosses iliaques. Selles liquides, inconscientes; incontinence d'urine. Foie normal; rate augmentée de volume, sensible à la pression. Les battements du cœur se succèdent avec rapidité, sans caractères pathologiques, sourds, couverts en partie par une respiration accélérée et bruyante.

L'examen de la poitrine démontre à droite une submatité très nette, occupant la fosse sus-épineuse, et une partie de la fosse sous-épineuse. Souffle tubaire très fort; retentissement de la voix. Pas le moindre râle.

Diagnostic. — Pneumonie du sommet. Au-dessous, la respiration est faible; il n'y a point de râles. A gauche, respiration supplémentaire, sans râles; sonorité normale.

Toux de temps à autre, sans expectoration. Pas d'agitation, peu de délire, pas de contracture. Rien du côté des jointures. En résumé, il s'agit d'une pneumonie du sommet avec symptômes typhoïdes graves et sidération extrême de la malade.

24 Avril. — L'état est encore plus grave ; la face est plus congestionnée, les cornées moins transparentes. La peau est très chaude. Temp. 41°,4; Pouls 140. Resp. 40.

Mêmes signes physiques, le souffle s'est étendu à la fosse sous-épineuse. Même état comateux; la malade ne reconnait personne.

M. Raynaud. considérant que dans ce cas l'hyperthermie est le symptôme le plus redoutable, la malade ne pouvant résister longtemps à cette température de 41°,4, ordonne un bain tiède à 30°, dans lequel la malade restera une heure, à moins d'incidents. Potion de Todd.

Le malade prend le bain à 11 heures, y reste jusqu'à midi.

On est obligé de la retirer ; la face est en effet, congestionnée, violacée, la respiration gênée; on craint l'asphyxie. Dans le bain, la malade tousse de temps à autre, sans expectoration ; elle a une évacuation diarrhéique jaunâtre. A 2 heures, l'état général est le même: le pouls est à 134°; la température a baissé d'un degré : 40°,4. Respir. 44, même souffle tubaire. On perçoit quelques râles sous crépitants fins au sommet droit, seulement à l'inspiration ; quelques râles à la base droite.

A 5 heures, pâleur de la face, coloration violacée des lèvres et du nez. Resp. 44. Pouls 160, petit, filiforme. Temp. 39°,9. Refroidissement des joues et des oreilles.

Température élevée de la poitrine et de l'abdomen.

Râles muqueux très abondants dans toute la hauteur des deux poumons. Ventouses sèches.

Asphyxie et collapsus. Mort dans la soirée.

AUTOPSIE. *Poumon droit.* — Les deux lobes supérieur et inférieur, ne s'affaissent pas; un fragment mis dans l'eau, tombe au fond du vase. A l'incision, il s'écoule un liquide rougeâtre; la coupe est hérissée de granulations rouges. Ces lobes sont en pleine hépatisation. Le lobe moyen est congestionné.

Poumon gauche. — Il est congestionné. Il n'y a pas le moindre tubercule, pas de traces de pleurésie.

Cœur. — Les parois sont molles, offrent une coloration légèrement jaunâtre au niveau du ventricule gauche, et surtout de la pointe; il semble qu'il y ait un peu de myocardite. Rien au niveau des valvules

Rate. — Grosse et légèrement diffluente.

Cerveau. — Rien de particulier à noter du côté de cet organe.

Foie et reins sont normaux.

Intestins. — Le péritoine, les intestins, ne présentent aucune altération ; les plaques de Peyer sont normales.

Il n'y a rien ailleurs; tous les viscères sont examinés avec soin.

Observation X

(J. Bœckel, Gazette médicale de Strasbourg, 1872).

La nommée Sch..., 42 ans, veuve et mère de plusieurs enfants, entre le 26 décembre 1871, à la salle 48, nº 10.

Antécédents. — Elle n'a jamais été malade et toutes ses couches ont été heureuses.

Début. — Il y a 7 jours, elle fut prise de céphalée, vertiges, bourdonnements d'oreille, d'inappétence, nausées, soif vive. Elle ne sait à quoi attribuer tous ces symptômes ; seulement elle nous dit que l'eau de la maison qu'elle habite (rue de Schiltigheim) a très mauvais goût, et que souvent il lui semble qu'elle contient des animaux en putréfaction ou de l'urine, tant son odeur est repoussante.

Trois jours après le début de son affection, elle fut prise de diarrhée ; son ventre se ballona, une fièvre plus intense s'alluma, et enfin elle se décida à entrer à l'Hôpital.

Etat actuel. — Voici ce que nous constatons à l'examen : Peau chaude. Temp. 40°,2 ; Pouls. 100. Céphalée intense ; n'a pas dormi de toute la nuit. Soif vive ; Langue râpeuse ; pas de nausées ; diarrhée intense ; selles extrêmement fétides, noirâtres et très liquides. Ventre ballonné ; gargouillement dans la fosse iliaque droite ; peu de sensibilité.

L'auscultation de la poitrine révèle, en arrière et à gauche, des râles très fins dans le lobe inférieur du poumon : il n'y a ni souffle, ni brônchophonie en cet endroit. Le poumon droit est normal. Diagnostic. Fièvre typhoïde avec bronchite.

Traitement. — Potion avec acide phénique 0,15 centigr.; bains; compresses fraîches sur le ventre, etc.

19 décembre, Temp. 40°,5 ; soir 40°,8. Délire. Râles plus abondants et plus humides dans la poitrine. Bains continués.

Le 21. Toujours même température excessive ; un peu plus d'oppression, légère cyanose de la face. Pour la première fois, submatité à la base du poumon gauche. Léger souffle. Râles fins disséminés dans tout le côté gauche.

Fortes ecchymoses aux deux fesses. Imminence de formation d'eschares. On prescrit, au lieu d'acide phénique, 0,35 centigr. de sulfate de quinine. Bains et compresses continués; grand vésicatoire à gauche; lotions avec eau blanche sur les fesses.

Le 22. Selles involontaires. Délire. Teint jaune sale. Faible expectoration sanguino-purulente. On ne donne qu'un bain ce jour-là; sulfate de quinine continué.

Le 23. Eschare tendant de plus en plus à se former malgré les lotions à l'eau blanche.

Dyspnée plus intense. Expectoration plus abondante. Ventre toujours ballonné. Plusieurs selles fétides et involontaires dans la journée. Temp. 39°,5. On suspend les bains, et on les remplace par des lotions vinaigrées.

Le 24. Toux plus intense que les jours précédents; expectoration de moyenne intensité. Mêmes symptômes du côté du ventre. Selles et urines involontaires. Cyanose des lèvres. Grande prostration, eschare de la grandeur de deux pièces de cinq francs.

Le 25. Faiblesse extrême. Râles trachéaux à certains moments de la journée, fin prochaine.

Le 26. La malade s'éteint vers 11 heures du matin.

Autopsie. — 20 heures après la mort. On commence l'autopsie par l'ouverture de la cavité abdominale.

Intestins. — Ils ne présentent rien d'anormal, ni dans leur situation, ni dans leur coloration. Les ganglions mésentériques sont normaux et nullement hypertrophiés. Les intestins ouverts et étalés, ne présentent pas les altérations de la fièvre typhoïde qu'on s'attendait à y trouver; les glandes de Peyer et les follicules clos ne diffèrent en rien des glandes et des follicules normaux. Seule la muqueuse est légèrement boursouflée et présente un certain degré d'hyperhémie.

Poumons.— Passant à l'ouverture du thorax, on trouve le poumon gauche hépatisé du haut en bas. La consistance est molle, et le doigt s'y enfonce comme dans une masse gélatineuse; pas trace de crépitation. A la section longitudinale, il s'en écoule une grande quantité de liquide séro-purulent; la surface de section présente une coloration grisâtre; en raclant cette surface avec le manche du scalpel, on fait sourdre un liquide purulent très abondant.

Poumon droit non altéré.

Cœur. Normal.

Rien dans les autres organes.

2° — Pneumonies typhoïdes sporadiques terminées par la guérison.

Observation XI

(inédite personnelle)

La nommée Sch.., Clémence, âgée de 35 ans, émailleuse, entre le 26 avril 1884, à l'hôpital Tenon, salle Colin, n° 1, service de M. Hanot.

Antécédents. — Pas de maladie antérieure. Constitution robuste, habite Paris depuis son enfance.

Début. — Le 18 avril, la malade se sentit mal à l'aise, eut des frissons. Cependant elle continua à travailler. Toute la semaine suivante, jusqu'au vendredi, le malaise persista; des frissonnements se produisirent à des heures différentes dans la journée. L'appétit, les forces avaient diminué. Pas de point de côté; pas d'expectoration.

Le vendredi 24, elle se sentit plus mal, ressentit un point de côté à droite, et, dans la soirée, eut un grand frisson qui dura une demi-heure.

Le 26 avril, elle entre à l'hôpital.

Etat actuel (27 avril, matin). — La malade répond nettement aux questions qu'on lui pose. La langue est un peu sèche.

Herpès labial. Pas de ballonnement du ventre; un peu de diarrhée. 46 respirations à la minute. La voix est voilée depuis quelques jours. Crachats caractéristiques peu abondants.

Au niveau du tiers moyen du poumon droit, en arrière, matité; râles crépitants, souffle tubaire un peu voilé. Tympanisme sous la clavicule droite. Auscultation négative du poumon gauche. Légère quantité d'albumine dans l'urine.

Traitement. — Bouillon, lait, julep avec extrait de quinquina, 4 grammes et rhum 40 grammes.

28 avril. Le malade a plus de stupeur qu'hier et répond moins nettement aux questions. Langue à la fois sèche et jaunâtre. Le ventre n'est pas nettement ballonné. Pas de taches rosées lenticulaires, gargouillement dans la fosse iliaque droite, sans douleur. La diarrhée a persisté depuis hier. Rate normale.

La matité supérieure du foie monte à quatre travers de doigt au-dessous des fausses côtes; le bord inférieur de cet organe ne déborde pas les fausses côtes à droite, mais forme à gauche, au-dessous d'elles, une languette de trois travers de doigt environ au niveau de laquelle on a de la matité et on produit de la douleur à la pression.

Les battements du cœur sont réguliers, assez intenses : dans la fosse sus-épineuse droite, submatité, et dans la moitié inférieure du poumon droit, en arrière, matité absolue. Dans cette dernière région, surtout à la partie moyenne, souffle tubaire un peu intense et râles crépitants et sous-crépitants, peu nombreux et un peu humides.

Auscultation négative à gauche; grande quantité d'albumine dans l'urine.

L'examen du sang pur en couche mince, ne donne aucun des caractères du sang phlegmasique.

Des parcelles de crachats pneumoniques aussi purs que possible sont recueillis, étalés, desséchés sur des lamelles de verre; puis, après coloration dans des solutions aqueuses de violet de méthyle et de fuchsine décolorés par l'eau, l'alcool et l'essence de girofle et enfin examinés avec l'objectif de Vérick, à immersion dans l'huile, il montrent trois variétés d'organismes : 1° de gros micrococcus arrondis, fortement colorés par le violet de méthyle, de 17m2 à 1 m, 3 de diamètre disposés en points simples, en points doubles, en chaînette, ou en amas; 2° de petits micrococcus, disposés comme les précédents, arrondis, assez faiblement colorés par le violet de méthyle et dont le diamètre ne dépasse pas 1/2 m. ; 3° des bactéries d'une largeur de 8/10 de m. d'une longueur de 6, 7, ou 8 m., faiblement colorés par le violet de méthyle.

En aucun point de la préparation l'on ne peut constater l'existence des micrococcus encapsulés de Friedländer.

Traitement : Julep avec rhum, 40 gr. ; extrait de quinquina 4 gr. et teinture de digitale 1 gr. ; sulfate de quinine 2 gr. en deux fois.

29 avril. La journée d'hier a été assez bonne. La nuit l'agitation a été grande. Diarrhée abondante ; le matin, l'état général est le même qu'hier. La lésion pulmonaire ne semble pas s'être étendue, mais le souffle tubaire est beaucoup plus accentué.

Le 30. La nuit a été moins agitée, mais le sommeil a été presque nul à cause d'une toux incessante, même état général ; crachats caractéristiques. Souffle plus intense dans la moitié inférieure du poumon.

Nouvelle préparation de sang pur ; les caractères du sang phlegmasique font toujours défaut. La recherche des microbes dans les crachats et dans le sang, donne les mêmes résultats que précédemment, pas de taches.

1er mai. Le ventre est plus ballonné, la diarrhée persiste. Langue sèche, râpeuse. Le souffle s'entend jusqu'à l'épine de l'omoplate ; il est dur sans mélange d'aucuns râles. Toute la nuit la malade s'est plaint de céphalalgie. Ce matin, même état de stupeur.

Le 2. La malade a eu du délire, toute la nuit elle a demandé des cartes postales pour annoncer sa mort à sa famille. Ce matin l'état général est toujours aussi grave. La langue est très sèche. La diarrhée est abondante; la malade va sous elle. Souffle tubaire; quelques râles sous-crépitants dans la fosse sous-épineuse. Sulfate de quinine, 1 gr. seulement.

Le 3. La nuit a été calme, la diarrhée abondante persiste. Le souffle et les râles sous-crépitants humides ont disparu dans la fosse sous-épineuse. Le souffle a persisté dans le reste de l'étendue sauf à la base où il est moins net et où l'on trouve des râles ou frottements humides; ces râles ou frottements sont irréguliers, à bulles assez grosses.

Le 4. Délire toute la nuit, diarrhée abondante, situation sensiblement la même que celle d'hier. Souffle toujours intense mélangé à une certaine quantité de râles sous-crépitants. Crachats visqueux, gris jaunâtres, assez transparents. Pouls 70. Régulier. Suppression de la digitale.

Le 5. Nuit très agitée, diarrhée plus abondante (15 selles). Le ventre n'est pas ballonné. Pas de taches appréciables. Langue sèche. Les crachats conservent les mêmes caractères, visqueux assez transparents, peu aérés, légèrement teintés de jaune. Le souffle persiste dans la même étendue, mélangé des mêmes râles, frottements; surtout à la partie moyenne du poumon, bruit de cuir neuf. Néanmoins on est frappé de l'augmentation de la dyspnée.

Le 6. En arrière à droite, souffle tubaire étendu à toute la hauteur de la poitrine. Dans la moitié inférieure, le souffle tubaire est mélangé de râles crépitants et s'entend aux deux temps de la respiration.

En arrière et à gauche, à la base, râles sous-crépitants. En avant, son tympanique sous la clavicule droite. Rien à l'auscultation au même niveau. Toux plus fréquente que les jours précédents. Mêmes crachats qu'hier. Dyspnée très intense. Pouls plus faible légèrement dicrote.

Rien au cœur. Peau fraîche aux extrémités. La malade paraît avoir maigri comme dans le cours d'une fièvre typhoïde. Langue, toujours fuligineuse. Ventre ballonné. Diarrhée continue. L'extrémité inférieure de la rate paraît perceptible à la palpation.

On redonne 1 gr. de digitale.

Le 7. Râles crépitants (de retour) aux deux temps de la respiration dans toute la hauteur de la poitrine. Le souffle n'est perceptible qu'en un point très circonscrit, à l'union du 1/3 supérieur et des 2/3 inférieurs de la poitrine. Mêmes crachats. Langue toujours rôtie. Diarrhée très abondante. Ventre toujours ballonné. Région de la rate sensible à la pression. L'amaigrissement se prononce. Nuit agitée; la malade se découvre à chaque instant. L'abattement n'est pas plus grand.

Le 8. Nuit moins mauvaise; un peu de délire, cependant, diarrhée extrêmement abondante. Mêmes râles qu'hier dans la poitrine. Plus de souffle.

Le 9. Même auscultation. Agitation violente toute la nuit. Diarrhée extrêmement abondante et fétide; la malade ne quitte pas le bassin. Abattement profond. Respiration très accélérée.

Traitement : Bismuth 1 gramme.
Iodoforme 0,10 centig.
Faire 4 paquets.

Le 10. Nuit un peu plus calme. Un peu de sommeil. Ce matin, la situation est à peu près la même qu'hier. La dyspnée est peut-être moins vive. Légère épistaxis.

Le 11. La malade est moins abattue. Elle a une tendance irrésistible à dormir. A l'auscultation, on ne trouve plus de souffle, mais seulement des râles sous-crépitants dans toute la hauteur du poumon droit. Muguet dans la bouche.

Traitement : Eau de Vichy.
Sirop de mûres.
Suppression de l'iodoforme.

Le 12. La journée et la nuit ont été assez bonnes. La malade a dormi quelques heures d'un bon sommeil.

La langue est moins sèche, la diarrhée moins abondante. Dyspnée toujours aussi vive.

Crachats purulents jaunes verdâtres, très abondants.

Le 13. Nuit assez calme ; même état général. Crachats purulents marbrés de filaments jaunâtres. A l'auscultation, râles sous-crépitants ; les uns fins, les autres assez gros, dans la moitié inférieure du poumon droit. Dans le reste du poumon, absence du murmure vésiculaire et retentissement de la respiration trachéo-bronchique.

La langue est assez humide, mais le muguet persiste. Respiration très accélérée.

Les paquets d'iodoforme et de bismuth sont ordonnés de nouveau.

Le 16. Le faciès est moins prostré; la respiration moins accélérée. La langue est humide et ne présente plus que quelques petites plaques de muguet. Diarrhée toujours aussi abondante. Expectoration sans caractères, presque nulle.

Le 17. Nuit calme. Soif moins vive. Diarrhée moins abondante, langue, humide, presque complètement détergée.

Dans le poumon droit, en arrière, râles crépitants et sous-crépitants. Auscultation négative à gauche.

Aphonie presque complète; la malade évite même de parler, car l'articulation des sons lui cause une vive douleur. Les efforts d'expectoration sont également douloureux.

Gargarisme avec : Eau de guimauve 500 gr.
Sirop de mûres 60 gr.
Borax 4 gr.

Le 18. L'état général est bien meilleur. L'abattement est beaucoup moins grand; la diarrhée moins abondante. La langue est nettoyée. Expectoration nulle.

19 mai. Plus de diarrhée. Quelques râles sous-crépitants, humides, et surtout frottements secs à droite. Respiration légèrement ronflante à gauche. Suppression de l'iodoforme et de la digitale.

Le 20. État satisfaisant. Peau fraîche. Langue propre.

Le 21. Toujours les mêmes frottements à droite. La nuit est bonne; la malade se sent bien reposée.

Le 22. Etat général bon ; sommeil excellent. La langue est propre, humide, mais profondément fendillée. La diarrhée a complètement disparu. Toute la surface du corps se desquame. Le cœur bat régulièrement : pas de souffle. Pouls régulier.

Le 23. Etat général aussi satisfaisant que possible. La diarrhée n'a pas reparu. Les eschares du sacrum sont cicatrisés. L'appétit revient.

A l'auscultation, diminution notable du murmure vésiculaire dans tout le côté droit, mais sans souffle, sans râles ni frottements. La malade mange un œuf.

Le 25 mai. La malade mange un peu de viande.

1er Juin. A la partie moyenne du poumon droit, en arrière, on retrouve quelques frottements.

Le 4. Etat général toujours satisfaisant. La malade se plaint toujours de sa langue toujours profondément fendillée et complètement desquamée. Elle mange 1 degré.

Le 7. Plus de souffle ni de râles.

La malade se rétablit peu à peu.

Elle sort de l'hôpital, le 7 juillet, pour aller au Vésinet.

Observation XII

(M. Peter. Leçons de clinique médicale.)

Une jeune femme de 25 ans, cuisinière, ressentit, du 25 au 28 février, un froid inacoutumé ; le 29, la sensation de froid devient plus vive et, vers trois heures de l'après-midi, elle éprouve une syncope de dix minutes environ de durée. Revenue à elle, elle demande à être transportée de Neuilly à Paris, chez une de ses parentes, où elle arriva à six heures du soir. Durant le trajet, elle se plaignit d'un grand mal de tête, en même temps qu'elle éprouvait pour la première fois un point de côté qui l'empêchait de respirer.

Un médecin appelé le lendemain, prescrivit contre cette maladie qui s'annonçait si clairement par la douleur de côté et de la dyspnée, des sinapismes aux jambes, un vomitif à l'ipécacuanha et un purgatif à l'huile de ricin ; il recommanda en outre, de faire suer la malade. Si l'on reconnait dans cette médication l'aversion à la mode contre toute émission sanguine, au moins ne peut-on pas accuser le médecin d'avoir négligé de faire feu des quatre pieds, en malmenant dans la même journée la peau qu'il rougissait et voulait faire suer, l'estomac qu'il faisait vomir, et l'intestin qu'il voulait vider. Il n'oublia que les reins. Peut-être eût-il été plus simple de combattre la phlegmasie pulmonaire qui s'annonçait certaine, sinon par une saignée, au moins par des ventouses scarifiées et l'état saburral par un vomitif, mais on ne s'avise jamais de tout.

Malgré cette médication, le mal ne faisant que s'aggraver, la jeune femme se décida à entrer à l'hôpital le 1er février, quatrième jour de sa maladie.

A la visite du soir, mon interne M. Andral, constatait l'état suivant : grande prostration ; injection des pommettes ; rougeur de la langue à sa pointe, tandis que sa face dorsale est couverte d'un épais enduit saburral blanc jaunâtre, tremblement de la langue, fièvre ardente, respiration anxieuse ; pouls 128 ; température 40°,2 ; respiration 32°, soupçonnant une pneumonie avec état typhoïde, il ausculta la malade, mais en arrière seulement, et négligea d'écouter dans l'aisselle, ainsi que je vous y engage toujours ; il ne perçut aucun bruit morbide ; néanmoins, il fit appliquer le soir même, six ventouses scarifiées, en arrière et à droite, la malade accusant une très vive douleur de ce côté.

Le lendemain matin, 2 février, je constate l'existence d'une matité, très dure sous la clavicule droite et je perçois du souffle dans cette région, ainsi qu'au sommet du creux axillaire. Evidemment, il y a de l'hépatisation du sommet pulmonaire droit, mais la lésion est très limitée. L'état général n'en est pas moins des plus sérieux : ainsi la fièvre est très vive, la température à 40°, 1, la langue est sale, la diarrhée abondante, le ventre ballonné; la respiration est anxieuse, moins cependant que la veille, la toux fréquente et l'expectoration nulle. Je fais appliquer six ventouses scarifiées au-dessous de la clavicule (ce qui fait douze en 18 heures); je prescris une potion gommeuse avec 10 centigrammes de kermès; 10 grammes de sel de seignette; deux pots de limonade vineuse (au tiers de vin par pots) et des bouillons.

Dans la journée, la malade a eu des nausées; le purgatif a produit de nombreuses garde-robes; quelques crachats visqueux, couleur reine-claude ont été rejetés. La température était de 40°.

Le 3, au matin, pouls à 116, température à 40°,2; même état local et général. Limonade vineuse, thé, lait; potion au kermès, 10 centigr.; vésicatoire sous la clavicule. Le soir, pouls à 120, température à 40°,8.

Le 4, même état, même prescription : je prescris de nouveau 10 gr. de sel de seignette, qui balaye sans fatigue l'intestin et fait cesser la diarrhée dans la nuit qui suit son administration.

Température du soir, 40°.

Le 5, la diarrhée reprend; la langue est toujours sale, de couleur blanc jaunâtre; le ventre est ballonné, mais beaucoup moins que sa voisine de lit de douleur. Il y a toujours du souffle au sommet en avant, en arrière, dans les fosses sus et sous-épineuses, râles crépitants et souffle; expectoration peu abondante de crachats caractéristiques, un peu plus rouillés. Fièvre toujours vive; pouls à 124; température à 39°,8 le matin, pouls à 132 le soir et température à 40°,8. Je fais cesser le kermès; fomentations émollientes et lavements émollients; lait à la discrétion de la malade.

L'état reste le même jusqu'au 8, où il s'améliore notablement, la diarrhée a cessé et la malade a bien dormi pour la première fois; il y a toujours du souffle en avant, et en arrière, mais en avant, on entend des râles crépitants de retour, cependant le pouls reste encore à 104 et la température à 38 degrés.

Le 9, l'amélioration s'accentue d'avantage ; les crachats sont plus abondants et spumeux sans coloration ; la nuit a été bonne, la température est tombée à 37°,4 le matin, pour remonter, il est vrai, le soir à 38°,6.

Le 10, on ne trouve plus de souffle en avant, il n'y a que quelques râles crépitants dans les grandes inspirations ; on entend cependant du souffle, en arrière, près du rachis. Les selles sont encore liquides, mais il n'y en a eu que deux dans les vingt-quatre heures ; pour la première fois, la malade demande à manger ; le soir, la température est encore à 37°,8 et le pouls à 120, mais la peau est fraîche.

A partir de ce moment, on peut considérer la malade comme guérie, la fièvre cesse, les signes locaux disparaissent assez rapidement ; cependant la faiblesse persiste à un assez haut degré pendant huit à dix jours, au bout desquels la malade commence à se lever.

Le 1er mars, c'est-à-dire dix-neuf jours avant sa voisine du n° 2, qui n'avait pas plus de lésion, mais beaucoup plus de maladie, la jeune femme du n° 1 quitte l'hôpital parfaitement guérie.

Au moment de son départ, on trouve encore un peu de matité, au sommet droit, en arrière, avec respiration légèrement soufflante.

Observation XIII

(Lépine. Revue mensuelle de médecine et de chirurgie. Résumée).

F. B..., 18 ans; apprenti imprimeur, né à Lyon, entré le 4 juin 1878.

Antécédents. — Apparence chétive, cependant santé habituellement bonne.

Début. — D'après la mère, B... serait mal à l'aise depuis une semaine ; perte d'appétit, céphalalgie, sommeil agité.

Depuis deux jours, aggravation de la lassitude, quintes de toux la nuit; depuis hier, douleurs dans les jambes, vertiges. Pas d'épistaxis.

4 juin. Subdélirium loquace, face rouge, yeux injectés, peau chaude et sèche, céphalalgie frontale. Le malade ne peut rester sur son lit.

Percussion : matité dans la fosse sous-épineuse droite, ainsi que dans l'aisselle.

Auscultation : souffle tubaire aux deux temps, quelques râles crépitants ; au même niveau, vibrations thoraciques exagérées et retentissement de la voix. Expectoration visqueuse peu abondante.

Le 5 juin. Diminution des signes stéthoscopiques; la matité a disparu ; à l'auscultation, un peu de souffle, respiration sous la clavicule et dans l'aisselle ; râles vibrants, petite toux sèche ; même expectoration.

Aggravation de l'état général, délire très loquace, agitation. Pupilles étroites. Abdomen ni tendu ni ballonné ; douloureux à la pression, pas de taches ; diarrhée jaune ; un peu d'albumine dans les urines.

Commencement des bains froids répétés.

Le 6. Diminution du délire ; langue rouge sur les bords, face pâle, cyanotique. Pas de taches rosées : un peu de diarrhée. Ventre douloureux. Dans la fosse sus-épineuse droite, submatité légère, souffle aux deux temps, non tubaire ; pas de râles crépitants. Sous la clavicule, matité ; souffle intense ; gros râles sous-crépitants.

Le 7. Pas de délire sous la clavicule droite, diminution de la matité ; presque plus de souffle et de râle. Dans l'aisselle, souffle tubaire aux deux temps. En arrière, matité et râles crépitants. Crachats pneumoniques manifestes.

Le 8. État local le même que la veille. Petite toux et expectoration pneumonique. Deux selles diarrhéiques, faciès abattu.

Le 9. Somnolence. Dans l'aisselle, matité et souffle; dans la fosse sus-épineuse droite, respiration un peu rude, langue un peu sèche.

Le 10. Faciès excellent. Dans l'aisselle droite, matité; souffle et gros râles crépitants. Pas de crachats.

Le 11. Seulement encore un peu de matité et de respiration soufflante. Diarrhée. La veille le malade a mangé.

Le 13. Encore un peu de respiration soufflante dans l'aisselle. Urine pâle et abondante.

Du 14 au 21. Rien. Température variant entre 37°,3 et 38° le matin et le soir. Le 21. Murmure respiratoire très pur au sommet droit. Température normale depuis le 23 juin.

Observation XIV

(Süss. Obs. II, in thèse Charles Floquet, 1879).

Le nommé X..., domestique, âgé de 30 ans, entré le 11 janvier 1879, à la maison Dubois, service de M. Labbé, présentait depuis une quinzaine de jours, des prodromes assez semblables à ceux d'une fièvre continue : céphalalgie légère, courbature, constipation, épistaxis.

Toutefois, il dormait assez bien, et son sommeil n'était interrompu que par quelques rêvasseries.

L'appétit, sans être aussi bon que d'habitude, n'avait pas disparu d'une façon absolue.

Il n'avait pas de fièvre, car il ne ressentait pas de chaleur exagérée, ni de soif vive. Il a constaté plutôt quelques petits frissons vers le soir.

Il continua néanmoins son travail jusqu'au dimanche 5 janvier. Ce jour-là, il était sorti pour se promener, mais un malaise plus violent que les jours précédents le fit rentrer vers cinq heures du soir. Il eût à peine la force de remonter dans sa chambre, et au moment d'y entrer, il se sentit pris d'un frisson d'une violence extrême; mais il n'en peut préciser exactement la durée.

A ce moment, il eut extrêmement chaud, et tomba dans une prostration telle, que ses souvenirs sont peu précis à partir de ce moment. Il se rappelle, toutefois, qu'il eut le lendemain la visite d'un médecin, auquel il se plaignit d'une vive douleur dans le côté droit, avec irradiation vers la région lombaire et l'épigastre : il toussait. Le praticien lui fit appliquer un emplâtre de thapsia sur le côté droit de la poitrine. Il resta dans le même état depuis le mardi jusqu'au samedi 11 janvier, jour de son entrée à la maison municipale de santé, où nous le trouvons couché, au n° 6, du premier service des hommes.

Le 12. La première chose qui frappe, c'est un état de prostration considérable, et une violente dyspnée. Toutefois cette prostration n'est pas telle qu'il ne nous ait pu fournir sur ses antécédents les renseignements que nous venons de donner.

A l'examen de la poitrine, on voit que le côté droit fonctionne très peu; le gauche se dilate amplement et fréquemment. Par la palpation, on sent les vibrations un peu mieux du côté droit que du côté gauche. La percussion révèle une matité absolue de la partie moyenne de la région latérale thoracique droite; au sommet et à la base, la percussion donne un bruit presqu'aussi sonore que du côté sain.

L'auscultation permet de constater du côté droit, et dans le lobe moyen, de la bronchophonie incontestable; au sommet du même côté, quelques râles muqueux, la base et toute la partie gauche présentent un murmure vésiculaire normal. Il tousse de temps en temps d'une toux absolument sèche, sans expectoration aucune. La langue est rôtie, sèche, noire sur la face dorsale, rouge sur les bords; l'appétit est nul. Constipation opiniâtre. Temp. 41°,5, le soir prise dans l'aisselle. La chaleur et l'acide nitrique rendent visible dans son urine une quantité appréciable d'albumine.

Son intelligence est bien conservée, il n'y a pas de délire. Traitement : vésication à la partie moyenne du côté droit. Potion de Tood. Vins de Bagnols étendu d'eau. Bouillon.

Le 13. La situation est un peu améliorée, quoique les signes thoraciques soient les mêmes ; la langue est moins sèche et moins rapeuse. Temp. 40° au matin. Lavement ; même médication.

Le soir, le malade va moins bien ; la langue est redevenue sale ; le lavement n'a produit qu'une petite selle dure ; le ventre est un peu douloureux.

Le 14. Même état le matin. Un peu d'agitation nocturne, mais sans délire. Les signes stéthoscopiques sont moins accusés, la bronchophonie et le souffle tubaire existent moins nettement et sont toujours limités au lobe moyen du poumon droit ; la matité est absolue.

Le 18. Le malade est resté les jours précédents dans un état à peu près stationnaire. Un seul signe s'est modifié d'une façon heureuse ; la température a baissé d'un degré et demi, mais se maintient encore à 39. Le jeune homme se sent soulagé ; il ne prend encore que des bouillons et des potages. La dyspnée est encore grande ; la matité absolue existe du côté droit ; peu de toux, quelques râles de retour, pas de crachats.

Le 22. Le malade prend une alimentation légère depuis peu de jours, il dort assez bien ; la température continue sa marche progressive vers la normale.

Les jours suivants, les symptômes s'amendent tous, l'appétit devient excellent ; le malade reprend des forces et peut être considéré comme guéri vers la fin de janvier, Toutefois, il est encore très maigre. Il existe encore un peu d'obscurité du son à la percussion du poumon droit, qui exige de grands ménagements, et peut être un point d'interrogation pour le pronostic.

Observation XV

(P. Lorain. De la Température du corps humain et de ses variations dans les diverses maladies, 1877. Obs. C. XXXVI.)

Un homme âgé de 22 ans, est entré à l'hôpital le samedi 18 avril 1868. Il racontait qu'il avait pris le lit le 16 avril, mais que, dès le lundi 13, il avait ressenti un malaise, avec courbature. Il était très abattu, avait eu une épistaxis, et était affecté d'une diarrhée jaunâtre. Son ventre n'était ni endolori, ni tuméfié. Le 19 avril, on ne put encore déterminer exactement la nature de la maladie ; on ne trouvait pas de signes morbides à l'auscultation des poumons. Il y avait eu une nouvelle épistaxis; la fièvre était intense. Un signe important attira notre attention; il y avait sur le thorax, sur les flancs et sur les cuisses, de très nombreuses taches bleues (une centaine environ).

Le 20. Même état; nouvelle épistaxis. Dans la soirée, on constate, pour la première fois, en avant, au sommet du poumon gauche, du souffle tubaire et des râles secs.

Le 21. Epistaxis ; râles crépitants et sous-crépitants ; langue sèche ; la diarrhée est supprimée. La toux, qui était rare, est devenue fréquente, et le malade expectore des crachats visqueux (sucre d'orge), qui adhèrent au vase. Les râles sont plus gros et s'étendent jusqu'à la moitié du poumon; il y a un peu de pectoriloquie, les vibrations ne sont pas plus fortes à gauche qu'à droite; il y a une matité notable. Le malade est moins accablé. La nuit suivante est meilleure; le sommeil est tranquille.

Le 23, amélioration notable; retour de l'appetit. Les taches bleues sont plus visibles que jamais. La température et le pouls sont tombés au niveau physiologique. Le pouls a cessé d'être dicrote. Nous sommes arrivés évidemment au jour critique (8e jour).

Le malade entre en convalescence.

Les taches disparaissent le 25 avril.

Observation XVI

(P. Lorain. De la température du corps humain et de ses variations dans les diverses maladies, 1877. Obs. CXXXVII.)

K..., maçon, 23 ans, entre dans nos salles, le 22 novembre. Depuis trois semaines il souffre d'un mal de reins qui ne l'a pourtant pas empêché de travailler. Il a dû se coucher, il y a cinq jours, à la suite d'un malaise accompagné de courbature et de frissonnements.

A son entrée, il est plongé dans la stupeur, anorexie, insomnie ; tousse peu, dit qu'il crache du sang depuis quatre jours. Il a de la diarrhée, l'abdomen est un peu ballonné ; il y a du gargouillement ; la face est rouge ; pas d'épistaxis ; tintement d'oreilles ; les gencives sont le siége d'une desquamation épithéliale abondante. Les crachats sont visqueux, adhérents au vase, non aérés, contiennent des bulles, ont une couleur sucre d'orge assez marqué. A la base du poumon droit, on trouve de la submatité ; la percussion révèle de la douleur ; on entend des râles crépitants et sous-crépitants, mais pas de souffle..

Le 24 novembre. L'abdomen est un peu tendu ; il n'y a pas de taches ; la langue est large et un peu sèche.

Même état de la poitrine.

Le 25. Quelques crachats blancs, au milieu d'un grand nombre d'autres, qui sont jaunâtres. Céphalalgie. Insomnie. Le pouls est d'une extrême lenteur ; 40 pulsations par minute ; il est irrégulier, intermittent.

Le 26. La nuit a été bonne, calme; les crachats sont encore un peu colorés, brunâtres, visqueux.

Les jours suivants, le malade va mieux, mais la stupeur persiste jusqu'au 29 novembre. On entend, à la base du poumon, des râles crépitants de retour.

Le malade sort le 1er Décembre, n'ayant encore que 52 pulsations.

Observation XVII

(P. Lorain. De la température du corps humain et de ses variations dans les diverses maladies. 1877. Observ. CXXXVIII.)

Un jeune homme fut amené dans notre service le 30 mars 1867.

Il avait une fièvre intense avec stupeur et apparence typhique. Cependant on ne trouva aucun des signes positifs d'une fièvre typhoïde. Il existait une pneumonie accusée par les signes ordinaires; expectoration sanguinolente, visqueuse et bulleuse, submatité; souffle tubaire, râles crépitants, etc.

Cette maladie était de date toute récente; elle était grave, car la température rectale s'élevait au-dessus de 40°, le matin; elle se comporte avec quelque irrégularité. La fièvre ne présenta pas cette période d'état qui consiste dans une température élevée et constante, à faibles oscillations, que l'on peut appeler l'état horizontal. Il y eut des oscillations entre 39° et 40°, dans le rectum; l'aisselle donna des minima plus bas encore et la bouche présenta surtout les oscillations extrêmes à minima très bas, que l'on rencontre lorsqu'il y a une forme intermittente des maladies. Toutefois, ces oscillations étaient régulières et normales, en ce sens que les minima se plaçaient toujours dans la matinée et les maxima dans la soirée. Le pouls n'était pas en contradiction avec les températures.

Le 6, un mouvement de défervescence très marqué se manifesta, mais il fut suivi d'une nouvelle montée de la fièvre, qui dura jusqu'au 9.

Le 8 au soir se produisit un accès fébrile plus intense que les précédents; le pouls était monté de 72 à 112, la température du rectum de 38°,3 à 40°,2; en même temps se produisirent des sueurs profuses et comparables à celles de la fièvre intermittente. Puis brusquement, la défervescence eut lieu et fut définitive. La maladie était terminée sans retour, le rectum était descendu de 40°,2 à 37°,2 (3 degrés de différence) et la température désormais se maintint au niveau normal.

Le poids du malade avait fait les frais de cette crise par les sueurs. D'abord influencé médiocrement par la maladie, puisqu'il n'avait perdu jusque-là que 1,500 grammes, il tomba brusquement pendant la crise de 64 kilogr. à 60 kilogr. en 24 heures; cette perte énorme n'est comparable qu'à celle qui se produit par la crise urinaire dans le choléra. Dans les deux jours qui suivirent, le malade perdit encore un kilogramme.

Observation XVIII

(A. Grisolle, Traité de la pneumonie.)

Bourel, 40 ans, couvreur.

Antécédents. — Est d'une santé habituellement bonne. Il y a un an, il a eu une pneumonie droite qui a guéri après deux saignées générales et un séjour de vingt jours à l'hôpital. Depuis le commencement de l'hiver, il tousse et crache sans avoir maigri; il se nourrit bien, ne fait pas d'excès, mais depuis un mois, il éprouve quelques chagrins.

Début. — Il s'est alité le 13 avril 1838, éprouvant depuis cinq ou six jours du malaise et de la faiblesse; il a continué à travailler avec peine, il a perdu l'appétit; enfin le 18, sans cause appréciable, son malaise a augmenté, il a éprouvé un frisson, un point de côté à droite, de la fièvre et a rendu aussitôt des crachats jaunes. Pendant les deux jours qu'il est resté chez lui, il n'a suivi aucun traitement; il n'a pas bu de vin chaud; il est entré à l'hôpital le 21.

Etat actuel. — Cet homme est assez fortement constitué; son faciès est rouge, animé ; le pouls bat 108 : il est ample, assez dur; la chaleur est vive : il y a 36 respirations. La toux est fréquente; elle provoque l'expulsion de crachats séreux, aérés, jaunâtres, semblables à une solution de gomme arabique; douleur de côté à droite, à 9 centimètres en dehors du mamelon, s'irradiant jusqu'à la base, augmentant un peu par la pression et par les mouvements du tronc. Il n'y a aucun bruit morbide dans tout le côté gauche, ni en avant à droite, dans la région sus-mammaire, mais en dessous du mamelon le son est obscur. Le bruit respiratoire, faible, est mêlé à une crépitation fine et sèche ; sur toute la partie latérale, depuis le fond de l'aisselle jusqu'à la base, la respiration est sèche, rude, et mêlée à de la crépitation fine avec une expiration soufflante ; en arrière, ces mêmes phénomènes existent dans la moitié inférieure. Langue blanche, humide, soif, bouche sans saveur mauvaise. Ventre souple ; pas de selles, pas de céphalalgie. Décubitus dorsal ; forces encore conservées, car le malade a pu venir seul à l'hôpital. (Saignée de quatre palettes, et trente sangsues sur le côté.) Le caillot est fortement couenneux et dense.

Le 22 avril. Les crachats présentent le même aspect ; le pouls est à 108 ; il est ample, mais il résiste peu ; 44 respirations, chaleur vive ; même état qu'hier, si ce n'est que la crépitation a complètement cessé en arrière, et qu'elle a été remplacée par du souffle bronchique existant à l'expiration comme à l'inspiration ; la bronchophonie est très retentissante, le malade se sent très faible, (saignée 312 grammes.) Sang couenneux comme hier.

Le soir, du souffle existe depuis l'aisselle jusqu'à la base; la crépitation a gagné postérieurement jusqu'à l'épine de l'omoplate; pouls 104, très mou; battements du cœur très faibles, chaleur médiocre, accablement.

Potion avec émétique 0 g. 4 décig.

Le 23 avril. Il n'y a eu aucun effet primitif, 32 respirations; 96 pulsations; le pouls est toujours mou; chaleur vive, la peau moins sèche, crachats très visqueux, aérés mais jaunâtres, le point de côté a beaucoup diminué au-dessous du mamelon, il n'existe que de la crépitation rare; latéralement, et en arrière, jusqu'à l'épine de l'omoplate il y a un souffle bronchique très rude, mêlé partout à de la crépitation fine.

0 g. 4 décig. d'émétique; vésicatoire de 18 centim.

Le 24. Même crépitation, point de côté presque nul, les phénomènes d'auscultation sont les mêmes qu'hier; 40 respirations; pouls mou, donnant 96 pulsations. Insomnie, faiblesse très grande; le malade ayant voulu se lever, est tombé; la tolérance continue, même potion.

Le 25. Mêmes crachats. Etat stationnaire des phénomènes d'auscultation; 96 pulsations; 36 respirations; un vomissement, huit selles, dont plusieurs ont eu lieu involontairement dans le lit; le malade a déliré cette nuit. Ce matin il répond exactement; le faciès est un peu altéré, le point de côté a cessé; décubitus dorsal, expression d'un grand accablement. Le vésicatoire est presque sec.

Même potion.

Les 26 et 27 avril. 36 respirations; pouls à 96, très mou et dépressible; chaleur vive, sèche; délirium continuel; cependant le malade répond exactement à ce qu'on lui demande; céphalalgie frontale, langue sèche, tolérance complète. Même état de l'auscultation; sous la clavicule droite, et dans l'étendue de quatre travers de doigt, crépitation humide et grosse.

Même prescription.

Le 27 avril. Le faciès est pâle, altéré, les yeux abattus, chassieux; le malade divague, il parle sans cesse; ses propos sont incohérents; il ne répond pas quand on l'interroge; il montre sa langue quand on la lui demande; elle est sèche, luisante; la soif est vive : il a bu six pots; ventre souple; deux selles involontaires; quelques soubressauts des tendons; prostration, apparence d'une grande faiblesse, le malade ne s'aide pas quand on le met sur son séant; crachats filants, visqueux, d'un gris sâle, difficilement rendus. Même état d'auscultation. La dose de l'émétique est portée à 0 gr. 8 décigrammes; 2 vésicatoires aux cuisses.

Le 29 avril. L'état général est plus grave qu'hier, le malade est habituellement assoupi; les lèvres, les dents, la langue sont fuligineux, la vessie est distendue par l'urine; je suis obligé de le sonder. Le pouls, à 108, est excessivement petit, dépressible, mais régulier. La face est d'une pâleur livide, il y a des soubresauts; la chaleur est âcre. On prescrit une potion gommeuse avec 4 grammes d'extrait mou de quinquina. On continue la potion stibiée, mais on recommande d'alterner avec celle qui contient le quinquina et de mettre entre l'un et l'autre un intervalle d'une heure au moins.

Dès le soir, le malade est moins assoupi; il répond en partie à quelques unes de mes questions, on lui donne 96 grammes de vin de Bordeaux.

Le 1er mai. Il y a eu quatre à cinq selles liquides involontaires; la vessie n'est plus distendue, la langue est toujours sèche, moins dure, fendillée à sa surface; les dents et les lèvres sont encroûtées, pouls à 100, dépressible; mêmes soubresauts. Le malade répond à quelques questions; il parle moins; même hébétude, même prostration. L'auscultation, faite rapidement ne laisse plus entendre de bruit morbide, si ce n'est quelques roncus sonores, disséminés; la matité persiste. On supprime la potion stibiée, et l'on prescrit 4 grammes d'extrait de kina, à prendre dans la journée avec quelques cuillerées de bouillon. Le soir, 4 autres grammes de kina sont prescrits avec 96 grammes de vin de Bordeaux.

Les 2 et 3 mai. L'état cesse de s'aggraver; il reste stationnaire.

On continue le même traitement.

Le 4 mai. Le faciès est beaucoup moins altéré; la nuit a été paisible; le malade a dormi tranquillement. Le matin il répond exactement à toutes les questions, et n'a aucun souvenir de ce qui a eu lieu depuis quatre à cinq jours; la langue est simplement collante à la pointe; ventre souple; trois selles et urines toujours involontaires. Il n'y a plus de soubresauts; la prostration est moins grande; chaleur vive, sèche; pouls à 100; crachats opaques; dans tous les points occupés par la pneumonie, on n'entend aucun bruit naturel ou morbide.

Même prescription et bouillon.

Peu de changement jusqu'au 9 mai. A cette époque, les selles cessent d'être involontaires; la langue est humide; pas de soif, l'appétit renaît; pouls à 80, petit, mais moins dépressible. Mouvements assez libres; les symptômes cérébraux ont tout-à-fait cessé. Même potion; un petit potage.

Le 12. Pouls à 72; faciès naturel; chaleur douce, halitueuse; pas de selles; urines volontaires, appétit.

Le 13. On donne le demi-quart.

Le 14. Le malade commence à se lever. Il est très faible, et a besoin d'un bras pour l'aider à marcher; dans tous les points que la pneumonie a occupés, le son est obscur, il y a absence de respiration, parfois on entend çà et là quelques bulles de crépitation humide et grosse, et un peu de râle sibilant. La voix ne retentit pas; les forces reviennent lentement. Le malade ne quitte l'hôpital que le 6 juin.

La convalescence n'a été entravée par aucun accident; la maigreur, qui avait été considérable a presque cessé; le malade se sent assez fort pour pouvoir travailler; il tousse encore un peu, rejette quelques crachats opaques. L'expansion pulmonaire est parfaite dans tous les points de la poitrine, excepté dans le quart inférieur et postérieur droit, où le bruit respiratoire est encore faible et mêlé à quelques bulles de râle sous-crépitant. La sonorité y est aussi moins parfaite que du côté opposé.

Observation XIX

(Par MM. J. Comby et Coulon)

Garçon de 18 ans. Invasion par céphalalgie, frissons, nausées. Pendant 4 jours état typhoïde très prononcé. Pas de signes physiques, pas de toux, pas d'expectoration — Au quatrième jour signes de pneumonie droite. Guérison le septième jour.

R... Paul, âgé de 18 ans, n'est à Paris que depuis un an. C'est un garçon laborieux qui suit assidûment sa classe, et qui paraît-il s'est surmené pour obtenir les premières places et les meilleures notes. Ce facteur étiologique (acclimatement et surmenage cérébral) ne doit pas être négligé. Au mois de janvier 1886 notre sujet, bien portant jusqu'alors, est pris brusquement, à la suite d'un refroidissement, d'une paralysie faciale qui ne tarde pas à disparaître sous l'influence des courants faradiques. Dans la nuit du 23 au 24 mars R... souffre d'un malaise subit accompagné de frisson. Cependant la veille au soir il avait ressenti un mal de tête assez violent pour l'obliger à quitter la classe et à s'appliquer des compresses d'eau froide sur le front. Le 24 mars à une heure de l'après-midi l'un de nous constate les symptômes suivants :

Cephalalgie atroce, frissons répétés pendant plus de quatre heures, point de côté très douloureux siégeant derrière le mamelon droit et occupant dans l'aisselle, la largeur de la paume de la main. La pression à ce niveau est pénible et la respiration en est gênée. Du côté des voies digestives on note une anorexie absolue, de la diarrhée avec gargouillement iliaque ; des nausées sans vomissements. Il n'y a pas de toux, pas le moindre crachat.

La percussion donne partout une sonorité normale, l'auscultation la plus minutieuse ne révèle pas de bruits anormaux, la respiration est seulement un peu plus courte à droite, à cause de la douleur. Rien au cœur, rien dans les urines. Température axillaire le 24 mars 39°,4.

L'administration d'un vomitif ne soulage pas le malade et ne fait pas disparaître cet abattement, cet état typhoïde si accentué qu'il présente dès les premiers jours.

Le 25 mars la température axillaire est de 40°,4 à deux heures du matin, 39°6 à 9 heures, et 39°4 à 8 heures du soir. Le maximus thermique est donc atteint dans la matinée; ce fait a été relevé tous les jours jusqu'à la fin de la maladie. Une injection de morphine (1/2 centigramme) dissipe la douleur de côté. Cependant l'état typhoïde se prononce de plus en plus, le sujet est prostré, et répond à peine aux questions qu'on lui pose, sa langue est sèche et raccornie, son abattement est tel qu'il ne peut se tenir assis sur son lit. Il n'y a pas encore de toux ni d'expectoration.

Un délire tranquille analogue à la typhomanie se montre par instants. Le 26 mars un purgatif est prescrit, la température qui est de 40°,4 le matin, s'abaisse à 37°,8; le délire augmente et le malade ne reconnait plus ceux qui l'entourent. Le point de côté n'existe plus, la langue est couverte de fuliginosités. Un nouvel examen fait en commun dans le but de trouver dans la poitrine la raison des phénomènes observés reste absolument négatif. La palpation, la percussion, l'auscultation de tous les points du thorax, des bases, des sommets, des aisselles, ne nous donne rien. D'autre part, le malade continuant à ne présenter ni toux, ni crachats, nous en arrivons à conclure à l'existence d'une fièvre typhoïde à invasion un peu exceptionnelle.

Prescription : Affusions froides, lavements froids, potion aux 0,50 centigrammes d'antipyrine, régime lacté, bouillon, cognac. La température touche momentanément le soir à 37° pour remonter le 27 mars au matin à 40°,5. A ce moment, le diagnostic devient possible : on trouve en effet plusieurs signes nouveaux qui permettent d'affirmer l'existence d'une pneumonie droite. C'est d'abord l'herpès labialis qui a surgi pendant la nuit, puis la toux sans expectoration, et surtout une zône de matité avec souffle tubaire dans l'aisselle droite.

Le 28. Apparition des râles crépitants, amélioration de l'état général, la langue redevient humide, le sommeil remplace l'agitation et le délire. Enfin, des crachats rares, épais, collants, rouillés, se montrent pour la première fois. (6e jour de la maladie.) La matité, le souffle, les râles crépitants persistent jusqu'au 30 mars ; à partir de ce jour, tous les signes physiques diminuent, la température ne dépasse plus 37° et la guérison est avancée. Le 8 avril le malade a pu sortir, tout est fini.

RELATIONS D'ÉPIDÉMIES DE PNEUMONIES TYPHOIDES

Relation d'épidémie I.

(RODMANN. Epidémie de pneumonie à la prison de Francfort, in Thèse H. Demmler 1882).

Pendant l'automne et l'hiver derniers, la pneumonie régna d'une façon insolite dans toute cette partie du pays. J'en rencontrai alors dans ma clientèle plus de cas que je n'avais jamais rencontré dans le même espace de temps. Pendant cette épidémie, la prison ne fut pas épargnée. Doit-on attribuer cet accroissement inusité de la pneumonie à l'excessive rigueur de l'hiver ou à quelque mystérieuse influence épidémique ? Je ne sais. Ce qu'il y a de certain, c'est qu'il n'y avait pas dans le voisinage un nombre exagéré d'affections d'aucune sorte. Les pneumonies que je vis alors ne différaient que peu du tableau clinique de la pneumonie ordinaire.

Au bout d'un certain temps, cette constitution médicale cessa, et il devint rare d'avoir affaire à une pneumonie, soit dans ma propre clientèle, soit dans celle de mes collègues.

A l'époque mentionnée plus haut, le 24 février, des cas de cette forme de pneumonie si extraordinairement funeste (la pneumonie miasmatique infectieuse) commencèrent à envahir l'infirmerie de la prison, et je me mis à chercher à quoi pourrait bien être dû ce terrible empoisonnement.

. . . .

La prison est longue de 310 pieds, large de 43 et haute de 75 ; elle contient 648 cellules. Ces cellules, d'après une estimation récente, contiennent 170 pieds cubes 2/3 d'air, et, comme la prison elle-même, sont très imparfaitement ventilées.

Le 1er février, 694 prisonniers étaient confinés dans ces cellules. Pendant ce mois, le nombre des prisonniers reçus fut tellement en excès sur celui des libérés que le 1er mars, 735 hommes occupaient les mêmes cellules.

. . . .

En partie pour cette raison, en partie parce que, dans quelques circonstances, le nombre des prisonniers est plus grand que celui des cellules, il est absolument nécessaire de *doubler* quelques-uns des détenus. C'est ce qu'on a fait pour ceux qui occupent les cellules de l'étage supérieur. Les cellules les mieux construites sont situées près du sol, et sont réservées aux blancs qui ont plus d'aptitude à s'échapper que les noirs. Ceux-ci dépassent d'environ 50 le nombre des blancs et sont confinés dans l'étage supérieur. Ici se place un fait presque incroyable, chaque prisonnier a dans sa cellule un vase de nuit dont il ne doit faire usage qu'en cas de nécessité, mais plutôt que d'aller faire leur tour aux latrines, 400 de ces hommes se servent de leur vase dans leur cellule à différents moments, depuis le soir jusqu'au matin. On peut à peine s'imaginer l'épouvantable odeur provenant de cet source.

. . . .

Pendant que régnait cette forme de pneumonie, des cas de pneumonie du type ordinaire se présentèrent par occasion à l'infirmerie. Mais il fut évident que les maladies étaient très différentes dans leur aspect clinique. Il était remarquable de voir un robuste et vigoureux détenu, en pleine vie, succomber, et cela rapidement, à la forme infectieuse; tandis qu'à côté de lui, un de ses camarades, vieux et débilité, guérissait d'une pneumonie ordinaire, et cela même quand un examen minutieux des signes physiques révélait à peu près le même degré d'hépatisation du poumon dans les deux cas.

. . . .

Les symptômes aussi prouvent l'existence d'une intoxication générale. J'ai vu des malades, atteints d'une pneumonie peu étendue, pris d'un violent délire, si bien qu'il eut été naturel de supposer que le cerveau était sérieusement intéressé. Ce délire avait plus de tendance à apparaître quand la lésion pulmonaire n'était pas le symptôme prédominant, et quand les conjonctives présentaient une teinte ictérique.

La pneumonie elle-même, quant aux signes physiques et aux lésions anatomiques, ressemblait beaucoup à la pneumonie ordinaire. Dans plusieurs cas, du sang presque pur était expectoré en grande quantité, ou les crachats présentaient une couleur brun noirâtre. Ces deux symptômes indiquaient une inflammation intense, et bien peu de malades qui les présentèrent guérirent.

La langue était fréquemment couverte d'un épais enduit jaune, et il n'y avait que peu d'appétit. Les intestins ne paraissaient pas très touchés, mais les selles avaient presque invariablement une odeur horriblement fétide.

L'urine était toujours brun rouge, ce qui notait le fonctionnement défectueux du foie. Ce dernier organe, à l'examen nécroscopique, paraissait agrandi, congestionné, rempli d'un sang noir et sirupeux. Dans presque tous les cas, il présentait une augmentation de volume marquée et repoussait le poumon droit, de manière à atteindre environ la quatrième côte. . . .

La douleur était loin d'être un symptôme constant et, dans plusieurs cas, l'hépatisation du poumon n'était révélée que par l'examen physique. Le cœur était presque invariablement rempli de sang noir, et dans les deux ventricules on trouvait des caillots fibrineux dont les dimensions variaient depuis celle d'un œuf de pigeon à celle d'un œuf de poule ; quelquefois ils envoyaient plusieurs prolongements en forme de corde dans l'artère pulmonaire et dans l'aorte.

La plèvre était plus souvent intéressée par le processus inflammatoire que dans la pneumonie simple. Dans deux ou trois cas, on trouva de petits abcès sous-pleuraux circonscrits.

La température atteignait rarement un degré aussi élevé que dans la pneumonie franche et les malades mouraient sans que le pouls ni la respiration eussent pris une fréquence qui seraient considérée comme dangereuse dans les cas ordinaires.

La marche était très insidieuse. L'état du malade pouvait paraître meilleur; il n'éprouvait aucune douleur, la température était basse, le pouls et l'expectoration avaient diminué et le malade lui-même disait se sentir mieux ; mais en quelques heures, la maladie prenait un caractère manifestement funeste.

Relation d'épidémie II.

(BANTI. Épidémie de Florence, in Arch. générales de médecine 1880.)

La maladie commença vers la fin de l'automne de 1877. Pendant l'hiver et le printemps suivants elle s'étendit à la manière d'une épidémie ; en même temps sévissait l'iléo-typhus qui, peu grave pendant toute la saison froide, ne prit de vastes proportions qu'à l'approche de l'été, c'est-à-dire au moment où les cas de pneumonie avaient diminué à la fois de fréquence et de malignité.

Un nombre considérable d'individus appartenant à toutes

les conditions sociales furent atteints par la maladie, sans que, dans la plupart des cas, il fut possible de la rattacher à des causes déterminées. Ainsi à l'hôpital de Santa Maria Nuova, des malades depuis longtemps couchés pour d'autres affections, furent pris de pneumonie. Je puis affirmer qu'on ouvrait peu de cadavres à l'amphithéâtre qui ne présentassent les lésions plus ou moins étendus de l'hépatisation pulmonaire : Je me rappelle même qu'un jour onze cadavres s'y trouvaient ; dix furent ouverts et sur 9 on put observer la pneumonie. Jeunes et vieux, faibles et robustes, riches et pauvres, tous étaient atteints également.

Le mode d'invasion de la maladie n'était pas le même dans tous les cas. Parfois on observait, pendant quelques jours, les symptômes d'un catarrhe des bronches de gros et de moyen calibre, parfois, mais plus rarement, la pneumonie éclatait brusquement sans être précédée de bronchite ; généralement, avant le début de la fièvre, on notait, pendant un temps plus ou moins long, du malaise, de la céphalalgie, de l'abattement, une grande prostration, et lorsque, après ce stade prodromique, la fièvre s'allumait, le plus souvent elle n'était pas accompagnée des phénomènes subjectifs qui permettent de reconnaître l'inflammation pulmonaire; de sorte que le médecin restait indécis et hésitait à porter un diagnostic.

Dans quelques cas, les signes locaux ne se montraient que vers le septième ou le huitième jour. La douleur costale, la toux et la dyspnée étaient d'habitude très modérées, souvent aussi elles faisaient totalement défaut, et il m'est arrivé de reconnaître à l'examen physique, une hépatisation pulmonaire que je n'aurais pas soupçonnée sans cela. Je dois citer à ce propos le cas d'un jeune homme très robuste, âgé de 20 ans environ, qui se trouvait dans une des salles de l'hôpital de Santa-Maria-Nuova. Il avait de la fièvre depuis douze jours, de la diarrhée depuis six ou sept ; la langue était sèche, fuligineuse, le ventre douloureux ; pas de point de côté, absence complète d'expectoration.

En examinant la poitrine de ce malade, je trouvai le lobe inférieur du poumon droit fortement hépatisé. Trois ou quatre jours après, ce jeune homme succombait, et à l'autopsie on ne constatait qu'une pneumonie limitée et un catarrhe étendu de la muqueuse intestinale.

Lorsque l'allure de la maladie n'était pas si insidieuse, on notait une légère douleur de côté, avec de la toux et une expectoration d'abord séreuse, puis hémorrhagique, qui augmentait en quantité tout en restant toujours peu épaisse et prenait enfin une teinte rouillée.

Dans les dernières périodes, les crachats devenaient franchemen muco-purulents. Le mode d'extension de la phlogose dans le parenchyme pulmonaire présentait des caractères très singuliers. Très limitée au début, elle pouvait rester limitée pendant tout le cours de la maladie, et il était difficile de comprendre comment des individus forts et vigoureux, avaient pu succomber à une lésion si minime, alors que la plus grande partie de la surface respiratoire était parfaitement perméable à l'air.

Dans le plus grand nombre des cas pourtant, la lésion locale, d'abord limitée, s'étendait souvent avec une extrême rapidité à des points du poumon d'abord sains, et la pneumonie pouvait même devenir bilatérale. Quelquefois aussi elle revêtait le caractère ambulant, c'est-à-dire qu'à la manière de l'érysipèle, elle envahissait les deux poumons l'un après l'autre, l'inflammation se résolvant dans les parties atteintes les premières, à mesure que de nouvelles se prenaient.

Des signes imposants d'adynamie se montraient en même temps que les phénomènes locaux, souvent même avant ceux-ci, et ils allaient toujours en augmentant de gravité dans le décours ultérieur de la maladie. On voyait le malade, étendu sur le dos dans un état de prostration extrême, les yeux à demi-fermés, les lèvres et les dents fuligineuses, la langue sèche et recouverte d'un enduit noirâtre, demeurer apathique : sans réagir contre les impressions externes, plongé dans un état comateux dont on ne parvenait à le tirer qu'en l'interrogeant à haute voix ou en stimulant en lui l'aiguillon de la douleur. Cet aspect était si frappant, que tout à fait au début, au moment où ces formes particulières de pneumonie commencèrent à se montrer, le médecin était facilement induit en erreur. Ne trouvant aucun rapport entre les lésions locales, souvent limitées, et l'état général, il était porté à poser le diagnostic de fièvre typhoïde compliquée de pneumonie ; mais l'autopsie venait ensuite démontrer l'absence complète des altérations typhiques intestinales. La fièvre atteignait un degré thermique élevé : la température oscillait le soir autour de 40°, avec des rémissions matinales de 3, 5 ou 6 dixièmes de degré.

Souvent la fièvre précédait les phénomènes locaux, et, dans les cas favorables, elle se terminait presque toujours par *lysis*, sans présenter cette brusque défervescence si caractéristique des phlogoses ordinaires du poumon.

Les signes physiques obtenus par la percussion et l'auscultation offraient également des caractères particuliers, utiles à connaître. Dans les premiers moments, avec une légère hypophonèse, on entendait des râles sous-crépitants à petites bulles : puis, à mesure que l'exsudat hémorrhagique se faisait plus abondant, apparaissaient la matité et le souffle bronchique.

Pourtant, ni la matité, ni le souffle ne présentaient jamais cette intensité qu'on a coutume d'observer dans les pneumonies fibrineuses, et il semblait que la condensation pulmonaire restait incomplète.

C'est pendant cette période qu'on observait la forme ambulante de la maladie. Dans une section du poumon contiguë à celle où l'on entendait le souffle bronchique, apparaissaient d'abord des râles sous-crépitants, puis du souffle bronchique, tandis que celui-ci allait disparaissant dans la région primitivement envahie, pour faire place à des râles, humides d'abord, puis à une respiration rude.

Pendant cette période, on voyait quelquefois disparaître, puis reparaître alternativement, le souffle bronchique dans la même aire pulmonaire, d'où il fallait conclure que la condensation du parenchyme se dissipait et se reformait avec une égale rapidité.

Mais à mesure que l'expectoration perdait son caractère hémorrhagique pour devenir rouillée, puis muco-purulente, cette migration de la phlogose et ces variations des signes stéthoscopiques cessaient tout à fait; dans les parties malades on observait alors constamment de la matité et du souffle bronchique; bien plus, l'intensité de ces signes était alors plus grande que celle observée dans la période précédente.

Dans les stades successifs, les signes phlogosiques subissaient les modifications habituellement observées dans les pneumonies communes.

La terminaison était habituellement fatale. La mort survenait par paralysie cardiaque, soit que celle-ci fut le résultat d'un affaiblissement continu et progressif de l'action du cœur, indépendant de la thermogénèse élevée et d'une lente carbonihémie, soit qu'elle fut provoquée par ces deux derniers facteurs. Il est digne de remarque que, dans un très grand nombre de cas, le malade succombait de la sorte dans les premiers jours de la maladie, alors que la température atteignait, seulement le soir et non pas toujours, 40° centigrades, avec une rémission matinale de 4, 5 ou 6 dixièmes de degré, et que la lésion pulmonaire était restée circonscrite à une partie d'un lobe. Dans ces cas, la paralysie du cœur ne pouvait s'expliquer, ni par le haut degré de la calorification, ni par l'anoxihémie, mais elle devait évidemment se rapporter à d'autres causes dont il n'est pas opportun pour le moment de parler.

Chez les individus qui triomphaient de la maladie, la convalescence était longue, trainante, et les forces ne revenaient que lentement.

Toutefois, au moins pour les cas dont j'ai eu connaissance,

on n'eut que très rarement l'occasion d'observer la dégénérescence caséeuse de l'exsudat et la phtisie successive.

. . . .

L'étendue de la lésion pulmonaire variait : tantôt elle était limitée à un lobe où à une partie du lobe ; tantôt elle occupait la plus grande partie des organes respiratoires ; dans un cas comme dans l'autre elle était toujours franchement lobaire et jamais lobulaire. Quant à l'aspect du parenchyme pulmonaire, il variait aussi, suivant la période plus ou moins avancée de la maladie.

Dans tous les points où elle était le plus récente, les surfaces de coupe étaient lisses, d'une coloration rouge sombre, difficilement lacérables par le doigt et, par la pression, on en exprimait une sérosité sanguinolente, mêlée çà et là à de très fines bulles d'air ; plongés dans l'eau, les fragments en gagnaient lentement le fond.

A un stade plus avancé, la surface de coupe avait une coloration rouge jaunâtre, granuleuse, facilement friable, et la pression en faisait sourdre une matière visqueuse purulente. Un fragment de parenchyme ainsi altéré, plongé dans l'eau, se précipitait au fond du liquide. En outre, la totalité du poumon ne subissait jamais cette augmentation notable de volume qu'on observe dans la pneumonie fibrineuse, et qui fait que l'on voit souvent à la surface l'empreinte des sillons creusés par les côtes.

Dans le cours ultérieur de la maladie, l'aspect de ce viscère ne variait que par la couleur qui perdait toujours de plus en plus sa teinte rouge pour devenir jaunâtre.

Ces trois stades se trouvaient parfois réunis sur le même cadavre, à cause de la tendance envahissante de la maladie ; mais le plus souvent on ne rencontrait que les deux derniers.

Souvent enfin on pouvait noter seulement les lésions du premier stade généralisées dans tout le monde ou limitées à un seule lobe et même à une partie d'un lobe. Les altérations histologiques particulières à ces trois stades sont d'une grande importance. Ces altérations, nous les avons observées au microscope sur des fragments mis à tremper d'abord dans l'acide picrique, et passés ensuite dans une solution gommeuse et dans l'alcool absolu.

Pendant le premier stade, on voyait une congestion très forte, supérieure de beaucoup à la congestion habituellement observée dans la première période de la pneumonie fibrineuse. Les capillaires qui serpentent le long des parois alvéolaires, remplis de sang et dilatés, décrivaient des ondulations et formaient des anses proéminant dans la cavité des alvéoles. Ceux-ci étaient remplis d'une immense quantité de globules rouges, d'un petit nombre de leucocytes, et çà et là, dans quelques alvéoles, de filaments déliés de fibrine.

Parfois la cavité alvéolaire était entièrement remplie d'hématies, mais, en général, elle ne l'était qu'incomplètement, et l'air paraissait pouvoir y pénétrer. Une quantité considérable de bronches de petit calibre étaient obstruées par les globules rouges, et l'on pouvait observer ces mêmes éléments en plus ou moins grande quantité sur les parois de tous les gros canaux bronchiques. Dans le tissu conjonctif interalvéolaire et péri-bronchial, les globules rouges étaient infiltrés en masse, d'une manière uniforme et étendue.

Quant aux cellules épithéliales qui tapissaient la paroi alvéolaire interne, elles étaient restées inactives, et c'est en vain que l'on cherchait des traces de leur tuméfaction ou de leur prolifération.

Dans le second stade, au contraire, sur la surface interne des alvéoles, on voyait les cellules épithéliales gonflées et riches de protoplasma, former une lamelle bien distincte de la paroi alvéolaire.

Leur volume augmentait de plus en plus : elles devenaient pigmentées, se divisaient alors, et finissaient par se détacher tout à fait, et tomber dans l'alvéole. Dans la cavité de celui-ci se trouvaient alors accumulés en grand nombre des éléments cellulaires, dont quelques-uns offraient l'aspect de leucocytes, mais plus volumineux, de figure irrégulière, avec un gros noyau elliptique, caractère qui peut les faire considérer comme dérivant de la prolifération de l'épithélium alvéolaire. A mesure que cet exsudat se produisait, les globules rouges déjà contenus dans l'alvéole et qui n'avaient pas été rejetés par l'expectoration se déformaient, diminuaient de volume, se fragmentaient et finissaient par disparaître tout à fait. Là ou ces éléments n'étaient plus du tout reconnaissables, on pouvait observer des granulations pigmentaires, de nature probablement hématique, renfermées dans le protoplama des cellules. A cette période l'exsudat remplissait complètement l'alvéole, et le parenchyme pulmonaire cessait d'être perméable à l'air.

En même temps que ces lésions intra-alvéolaires on en observait d'autres dans le tissu conjonctif inter-alvéolaire et intra-lobulaire. Au milieu des faisceaux de fibres, on voyait une quantité notable d'éléments cellulaires, les uns affectant une forme allongée, les autres plus ou moins globuleux, et tous pourvus de gros noyaux ovoïdes.

Cet exsudat interstitiel provenant, à ce qu'il semble, de la prolifération des cellules que revêtent les faisceaux de tissu conjonctif formant les cloisons, rendait ces dernières plus épaisses que de coutume et contribuait à l'imperméabilité du poumon.

Pendant le 3e stade, tous les éléments de nouvelle formation paraissaient subir des métamorphoses régressives, s'infiltraient de granulations graisseuses, leurs contours devenaient moins distincts et finissaient par former un véritable détritus moléculaire. Il est probable que ce détritus, devenant de plus en plus liquide, était en partie résorbé en partie chassé par les efforts de toux, et que, de la sorte, dans les cas favorables, les voies respiratoires finissaient par être déblayées et la fonctionnabilité pulmonaire rétablie.

Telles sont les altérations qui furent constamment observées dans chaque cas de pneumonie ayant présenté le décours clinique que nous avons précédemment décrit. Mais il est nécessaire de nous arrêter un instant sur chacune de ces altérations.

Nous avons vu que, dans le premier stade, une grande quantité de globules rouges, sortis des vaisseaux, se trouvaient, soit dans la cavité des alvéoles, soit au milieu des fibres du tissu conjonctif. Ce phénomène peut s'expliquer par hémorrhagie, par diapédèse, ou par ces deux causes réunies. Toutefois, il me semble difficile, je dirai même impossible d'accepter une de ces opinions de préférence à l'autre, en se fondant sur des arguments décisifs.

Tout d'abord, il est difficile de croire à une diapédèse si abondante de globules rouges, et l'hypothèse d'hémorrhagies capillaires multiples peut paraître plus plausible ; mais, d'autre part, est-il possible d'admettre que des hémorrhagies si vastes, si considérables, capables d'envahir des lobes entiers du poumon d'une manière informe, aient pu se produire sans se collecter en petits foyers ?

J'ai voulu simplement présenter ces difficultés, sans avoir la prétention de les résoudre. Quant à moi, s'il fallait me prononcer, j'admettrais la diapédèse de préférence à l'hémorrhagie, aussi bien dans le cas particulier que dans certaines maladies infectieuses à forme hémorrhagique, principalement lorsque le sang est infiltré dans les tissus sur une vaste étendue.

Dans ces cas de dyscrasie sanguine, il se peut que les parois vasculaires soient suffisamment altérées par une nutrition insuffisante, pour livrer passage, sur une vaste échelle, aux éléments globulaires. Mais les preuves me manquent pour établir solidement ma conviction ; je me contente donc de la mentionner, en laissant à chacune la liberté de se former sur la question l'opinion qui lui paraîtra la plus fondée. Qu'on me permette seulement de rappeler ce que dit Jaccoud à ce sujet : « Il est possible, il est probable même, que l'émigration globulaire à travers les vaisseaux intacts joue le principal rôle dans ces hémorrhagies : les modifications de pression intra-vasculaire, les altérations nutritives de la paroi des vaisseaux, autorisant à le croire ; mais cette opinion n'est encore qu'une hypothèse plausible. » (Traité de path. interne, 1875, p. 16).

De même la prolifération épithéliale et endothéliale, propre au second stade, peut être envisagée comme la continuation d'un même processus morbide, ou comme le résultat de l'irritation produite par les globules rouges extravasés. Je n'hésite pas à accepter la première hypothèse; car ces altérations se caractérisent par leur constance, l'égalité parfaite de leur intensité et de leur diffusion, et la complète identité de leurs transformations successives, ce qui n'aurait pu avoir lieu, toujours et partout, si elles avaient été le simple effet d'une irritation produite par un corps étranger.

Nous pouvons donc résumer le résultat des recherches anatomiques. dans les termes suivants :

1° *Le premier stade* était caractérisé uniquement par une *congestion hémorrhagique.*

2° *Le deuxième stade,* par l'activité proliférative des cellules épithéliales de l'alvéole et de l'endothélium du tissu conjonctif interalvéolaire et interlobulaire.

Le troisième stade par les métamorphoses régressives subies par l'exsudat qui s'était produit pendant le deuxième stade.

RÉSUMÉ

La pneumonie typhoïde est une affection qui s'annonce le plus souvent par des symptômes généraux rappelant ceux du début de la dothiénentérie : Les signes d'une pneumonie lobaire apparaissent plus ou moins tardivement. L'état général s'aggrave, l'ataxie ou l'adynamie s'établissent, la température atteint une élévation considérable, les urines deviennent albumineuses, la rate et dans quelques cas le foie, se tuméfient.

L'évolution de ces accidents est rapide, et la terminaison par la mort fréquente.

La pneumonie typhoïde est souvent confondue avec la pneumonie franche et avec la fièvre typhoïde compliquée de pneumonie. Parmi les signes qui permettent de la différencier de ces états morbides, il en est un tiré de l'examen du sang qui nous paraît mériter sérieusement l'attention.

Les lésions macroscopiques du poumon ne diffèrent pas dans la pneumonie typhoïde de celles qu'on observe dans la pneumonie légitime. Ces lésions s'accompagnent fréquemment de pleurésie, de péricardite, de myocardite, de congestion du foie, de la rate, des reins, des centres nerveux, et d'un état noir et sirupeux du sang.

Histologiquement, la pneumonie typhoïde se différencie nettement des broncho-pneumonies, par l'absence des nodules péribronchiques et se rapproche de la pneumonie vulgaire.

La pneumonie typhoïde est quatre fois plus commune chez

l'homme que chez la femme ; elle atteint surtout les individus âgés de 15 à 25 ans ; elle frappe également les sujets robustes et les sujets débilités ; elle sévit surtout pendant les saisons froides, et spécialement pendant le mois d'Avril. Tantôt sporadique, elle survient sans cause occasionnelle appréciable ; tantôt épidémique elle se propage vraisemblablement par contagion, et paraît favorisée dans son développement par l'encombrement, la stagnation des eaux, et par d'autres agents résultant de mauvaises conditions hygiéniques.

Les opinions que l'on a émises sur la nature de la pneumonie typhoïde sont très diverses. Dans l'état actuel de la science, on doit la considérer comme une maladie infectieuse idiopathique, c'est-à-dire distincte à la fois de la pneumonie franche et de la fièvre typhoïde. Mais il faut reconnaître que les raisons sur lesquelles cette opinion est fondée, n'ont qu'une valeur relative, et qu'il appartient aux recherches bactériologiques de trancher définitivement cette question.

INDICATIONS BIBLIOGRAPHIQUES

EISENMANN. — Die Krankheits Families des Typhus. Erlangen, 1835.

STOKES. — Diseases of the Chest. Dublin, 1837.

TORCHET. — Mémoires de l'Académie impériale de médecine, t. 7. Paris, 1838.

GIBBES. — On the Typhoid pneumonie. American journal, 1842.

BOTTE. — De la pneumonie ataxique. Th. doct. Paris, 1844.

GRISOLLE. — Traité de la pneumonie. Paris, 1846.

MOSÈRE. — Pneumonie accompagnée de fièvre adynamique ou typhoïde. Gazette des hôpitaux, 1854.

DIETL. — Zur diagnose und therapie des typhus. Wiener Woohenschrifft, 1855.

MASSON. — De la pneumonie compliquée d'état typhoïde. Th. doct. Paris, 1855.

BARCLAY. — Leicesterhire Associat. médic. Journ., 1855.

STROMEYER. — Ueher den Veslanf. des typhus. Hanover Halin, 1855.

BEDFORT BROWN. — Caustatt's Iaresbericht, 1858.

HÉRARD et GAUCHET. — Pneumonie typhoïde. Union médicale, 1860.

KREMER. — Der typhus inder Unggand voy Höchstenbach Caustatt's Iaresbericht, 1858.

HAYDEN. — Of typhoid pneumonia. Dublin, journal of médic.-scien. 1866.

DAHL. — Virchow's Iaresbericht, t. 2, p. 95, 1868.

AOUST. — De la pneumonie à forme nerveuse. Th. doct. Paris, 1868.

FRIEDREICH. — Die aente Milztumor Volkmann's Gaumlung, n° 75. Analyse in Rev. sciences méd., 1874.

JÜRGENSEN. — Croupöse pneumonie Ziemssen's. Handbuch, t. 5, 1874.

LEICHTENSTERN. — Volkmann's Gaumlung, n° 82. Analyse in Rev. des sc. méd., 1875.

GERHARDT. — Pneumotyph Thuring correspondent blatt, 1875.

BONNEMAISON. — Pneumonie maligne. Union méd., n° 77, 1875.

GRIMSHAW et MOORE. — Pneumonie pythogénique. Dublin. journal of medic. scien., t. 59, 1875.

WINTER-BLYTH. — Une forme infectieuse de pneumonie. Lancet, 1875.

HARDWICHE. — Pneumonie infectieuse, zymotique et contagieuse. Gaz. méd. de Paris, 1876.

RODMANN. — Endémie de pneumonie pathogénique ou miasmatique infectieuse. American journal, t. 71, 1876.

JAMES. — American journal, 1877.

GRIESINGER. — Traité des maladies infectieuses, traduction française, 1877.

BARELLA. — Notes sur la pneumonie miasmatique. Bullet. de l'Acad. de médecine de Belgique, 1877.

LORAIN. — De la température du corps humain et de ses variations dans les diverses maladies. Paris, 1877.

HOMOLLE. — La fièvre typhoïde. Rev. des Sc. médicales, t. 10, 1877.

A. ROBIN. — Essai d'urologie clinique. Th. doc. Paris, 1877.

BERNHEIM. — Leçons de clinique médicale. Paris, 1877.

JACCOUD. — Leçons de clin. méd. de l'hôp. Lariboisière, 1874.

GUILLERMET. — Complic. pulm. de la f. typh. Th. doct. Paris, 1878.

PETER. — Leçons de clinique médicale. Paris, 1877.

LÉPINE. — De la pneumo-typhoïde. Revue mensuelle de médecine et de chirurgie, 1878.

LAGOUT. — Sur la nature de la pneumonie. Union médic., 1878.

DE LATOUR. — Union médicale, 1878.

MULLER. — Pneumonie endémique. Deutsch Archiv für klinik medic., 1878.

HALLOPEAU. — La doctrine de la fièvre pneumonique. Rev. des Sc. méd., t. 12, 1878.

KUHN. — D'une forme de pneumonie contagieuse dépendant de l'encombrement. Deutsch Arch. klinik medic., 1878.

— Contribution à l'étude des causes et de l'anatomie pathologique de la pneumonie endémique. Berlin. Clin. Wochensch., 1879.

BANTI. — De la pneumonie infectieuse. Archiv. générales de médecine, t. 2, 1880.

CASTEX. — Contribution à l'étude des accidents pulm. de la f. typh. Th. doct., 1879.

PAYNE. — Typhoid pneumonia. South. méd. Rev Atlant., 1879.

FLOQUET. — De la pneumonie typhoïde. Th. doc., 1879.

BUCQUOY. — Gazette des hôp., 1879.

RITTER. — Pneumo-typhus oder typh. pneumonie. Correspond Blatt für Schneiz, 79. Analyse in Rev. des Sc. méd., t. 16, 1880.

LÉPINE. — Pneumonie lobaire aiguë. Dict. de méd. et de chir. prat. 1880.

HANOT. — Du traitement de la pneumonie aiguë. Th. d'agrég., 1881.

G. DE MARIGNAC. — De la pneumonie lobaire survenant dans le cours de la fièvre typhoïde. Th. doct. Paris, 1881.

COSTELLO. — Rémarques sur les types de pneumonie qu'on rencontre dans l'Inde septentrionale. Lancet, t. I, 1881.

HAYEM. — Du processus de coagulation et de ses modifications dans les maladies. Union méd., 1881.

— Sur l'application de l'examen anatomique du sang au diagnostic des maladies. Compt. rend. de l'Acad. des Sc., 1881.

DREYFUS-BRISSAC. — Gaz. hebd., 1881.

BUTRY. — Archiv. für klin. med., t. 29, 1881.

MOLLIÈRE. — Lyon médical, t. 38, 1881.

GIRARD. — De la fièvre typhoïde à début pneumonique. Th. doct. Paris, 1882.

JOFFROY. — Des pneumonies anormales. Gaz. des hôp., 1882.

LANNOIS. — Observation de pneumonie typhoïde. Lyon méd., 1882.

PATCHETT. — Pneumonie contagieuse. Lancet, 1882.

DUCLOUX. — Contribution à l'étude des accidents pulmon. de la fièv. typhoïde. Th. doct. Montpellier, 1882.

LÉPINE. — Sur la pneumo-typhoïde. Lyon médic., 1882.

— Pneumonies du début de la fièvre typhoïde. Union méd., 1882.

G. SÉE. — Des pneumonies infectieuses. Union méd., t. 33, 1882.

DEMMLER. — Etude sur l[illegible] neumonies infectieuses. Th. doct. Paris, 1882.

GISCARO. — Etude comparée de la pneumonie grave, dite infectieuse, avec la pneumonie dite à forme typh. Th. doct. Paris, 1883.

LE GENDRE. — Union médicale, 1883.

LEROUX. — Un cas de pneumonie infectieuse. Journal des connaissances médicales, 1884.

DREYFUS-BRISSAC. — Gazette hebd., 1884.
HOMOLLE. — Fièvre typhoïde. Dict. de méd. et de chir. prat., 1884.
HAYEM et GILBERT. — Notes sur deux cas de pneumonie typhoïde. Arch. gén. de méd., 1884.
COMBY et COULON. — Un cas de pneumonie typhoïde. Prog. médic., 1886.

TABLE DES MATIÈRES

HAVRE. — IMPRIMERIE DU COMMERCE, 3, RUE DE LA BOURSE.

HAVRE. — IMPRIMERIE DU COMMERCE, 3, RUE DE LA BOURSE.

www.ingramcontent.com/pod-product-compliance
Ingram Content Group UK Ltd.
Pitfield, Milton Keynes, MK11 3LW, UK
UKHW020352230726
13925UKWH00003B/1078

9 782013 604710